おうちでたった30秒

みかサロン流
ソロ整体

いつでも、ひとりで、かんたんにほぐれる

あらいみか

高橋書店

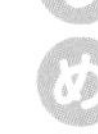

はじめに

『みかサロン』へ、ようこそ！

みなさま、はじめまして。そして、いつもSNSをみていただいている方は、またお会いできてうれしいです。『みかサロン』オーナーのあらいみかと申します。

私は現在、熊本県で整体サロンを主宰するかたわら、オリジナル整体メソッド『ソロ整体』を、SNSで発信しています。

『ソロ整体』とは、その名のとおり、ひとりでできる整体のこと。元々は、積極的にひとり時間を楽しむことを表す「ソロ活」と、体を整える意味を表す「整体」を掛け合わせて作った言葉です。

私が『ソロ整体』をSNSで発信するようになったのは、2020年のコロナ禍がきっかけでした。感染対策により、私の整体サロンもやむを得ず休業。すると、それまで通われていたお客さまや友だちから、困っているという声がたくさん届きました。

当時は多くの会社がリモートワークとなり、休日の外出もままならない状況でした。そのため、在宅時間が長くなり、体を動かす機会も激減。その結果、肩や腰が痛い、コリがひどくなった、太ってしまった……など、みなさんが不調を抱えるようになったことに気づかされました。

じつは世の中の多くの方が同じように困っている、と見聞きするようになったのは、それからまもなくのことです。見知らぬ人たちのこととはいえ、なんだか放っておけない気持ちになりました。

私が施術できない代わりに、ふだん私がお客さまにやっていることを、おうちでできないかな？　自分自身のため、ご家族のためにできるよい方法はないだろうか……。悶々とする中で、セルフケアを動画でお伝えすることを思いついたのです。

それから、なるべく簡単にできる方法を試行錯誤しながら作り上げたのが、この『ソロ整体』です。

動画は、身近な人たちにご紹介するところからスタート。毎日コツコツと配信を続けていくうちに、徐々にフォロワーさんが増えていきました。

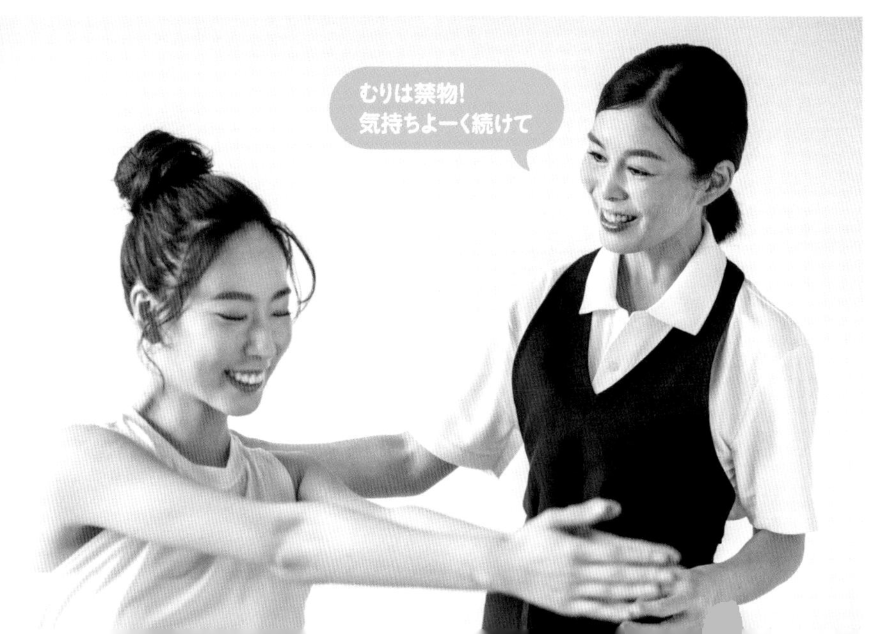

そして、投稿を始めてから3か月経ったころ、「みかサロンに通院したい」「出張のときに予約したい」というコメントをいただくようになりました。5か月目には、TikTokの『整体』ジャンルで注目度ランキング1位になり、本当に信じられない気持ちでした。そのときから現在に至るまで、日本全国の方にセルフケアをお届けできていること、多くの方が『ソロ整体』の効果を感じてくださっていることに、とても感動しています。

本書は、SNSで反響の大きかったメソッドや、多くの方が悩まれている症状に効くものを集め、さらに充実した内容にしました。

『ソロ整体』は、最小限の手間と時間で、体を根本からゆるめ、楽になれるメソッドです。元々私のサロンに通ってくださっている、10代から80代のお客さまが自分でできるように考えているので、たとえ体が固くても、体力に自信がなくても大丈夫。本書で紹介しているとおりに1回でもやっていただくと、変化や効果を実感できるようになっています。がんばらなくてもできる、続けられるということが『ソロ整体』のよいところです。

リラックスした気持ちで、一緒にゆるめていきましょう！

お疲れモードの体を
労ってあげましょう
SNSの
動画再生回数
7,000万回超え

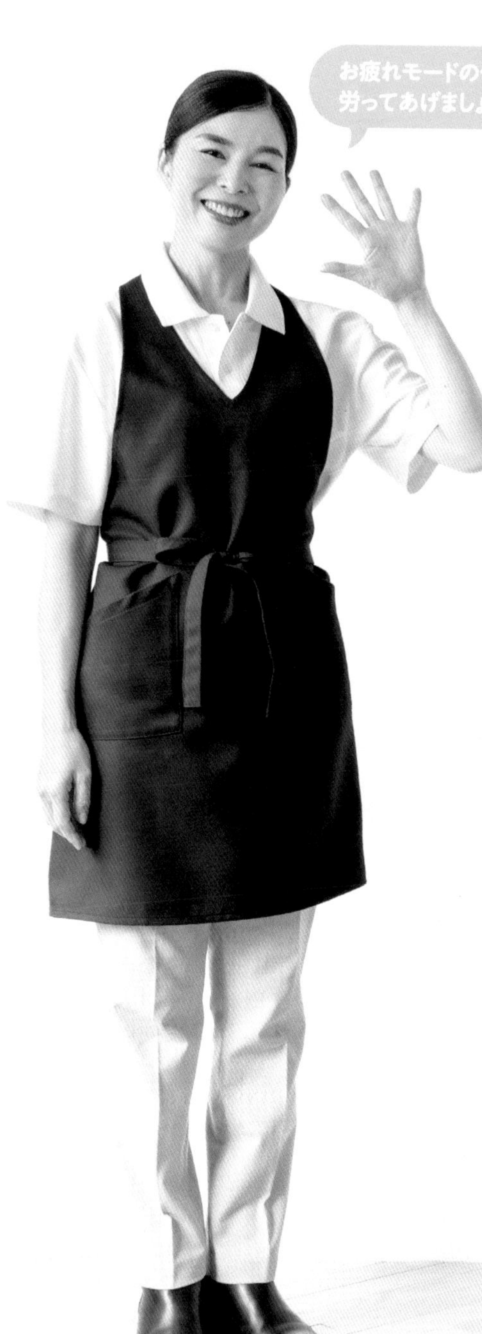

SNS『みかサロン』オーナー

あらいみか

熊本県にある完全予約制のリラクゼーションサロン『Therapy Room Joy & Love』代表。整体師、リフレクソロジスト、スポーツインストラクター、心理カウンセラー。

20代から、心・体・精神と全体的な健康を目指すホリスティック医学の観点に立ち、さまざまな療法を学ぶ。2020年6月、TikTokを開設。おうち時間を支援するために毎日配信した動画がヒットし、5か月で「整体」「エクササイズ」の2部門で注目度ランキング1位を達成。動画サイトおよびSNS『みかサロン』のフォロワー数は約25万人(2023年3月時点)。

『ソロ整体』とは、
ひとりでできる整体のこと。
こっている筋肉に関連する筋肉、
『関連筋』にアプローチすることで、
さまざまな不調や悩みを解消します。

『ソロ整体』には
こんな効果が
あります

目、首、肩、
背中……
あらゆるコリが
ほぐれる!

血流をうながし、
代謝アップ&
冷え・むくみを
スッキリ

コリによる
偏りをやわらげ、
本来の
よい姿勢へと
リセット

体が
動きやすくなり、
家事や仕事の
効率もアップ!

続けるほど
調子がよくなり、
頭も気持ちも
スッキリ

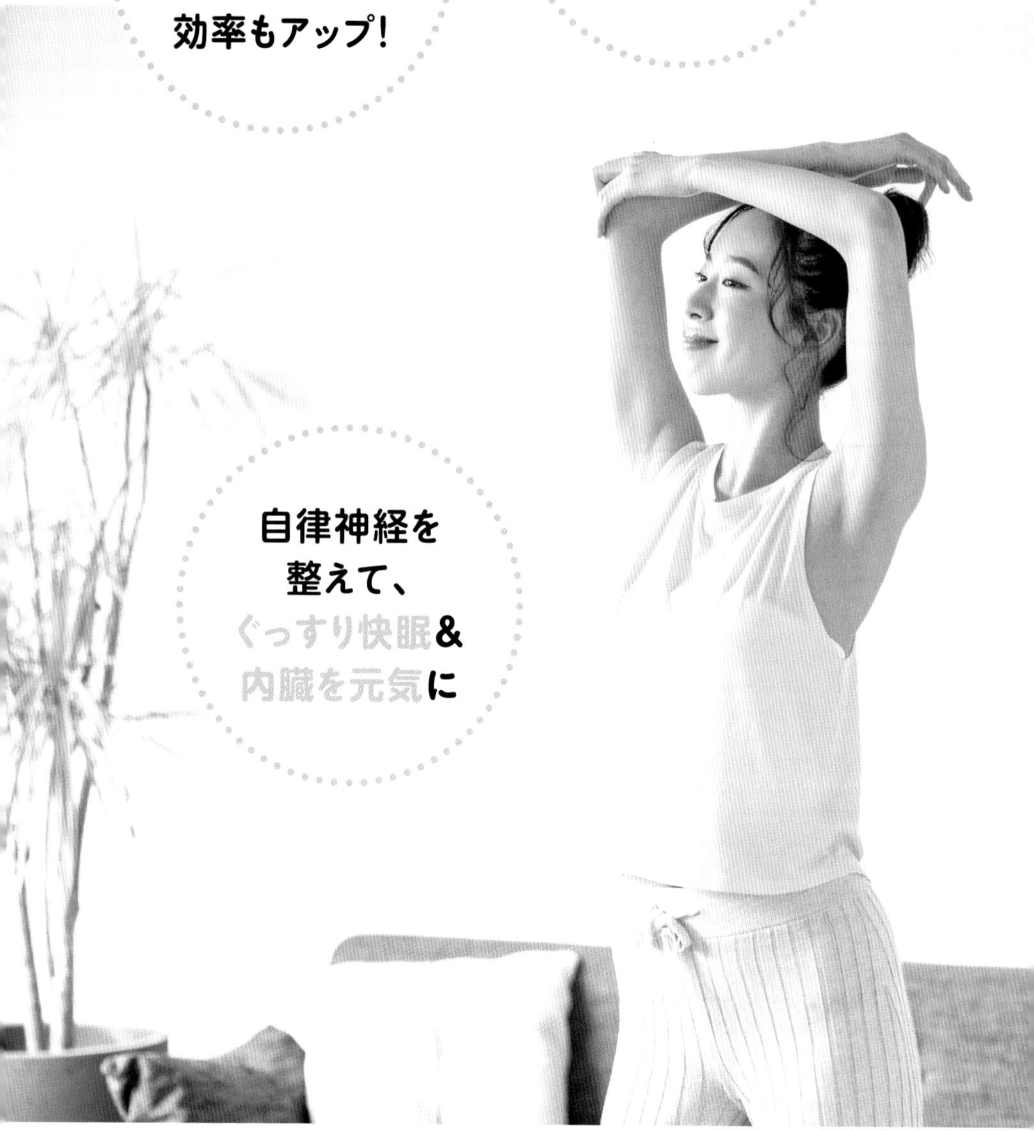

自律神経を
整えて、
ぐっすり快眠&
内臓を元気に

いつもみかさんの笑顔とセルフケアで癒やされています♡

私たちも『ソロ整体』で毎日がラク〜になりました!

TiktokやInstagramを通じて、
不調を抱えていた方を整えてきた『ソロ整体』。
その効果を実感する声が、たくさん届いています。

自分のペースでできるから時間がない！という方にピッタリ

オンラインでの仕事が多く、1日中パソコンの前に座りっぱなし。運動しなくてはと思いつつ、忙しさにかまけて後回しにしていました。今では業務の合間にちょっとソロ整体。すると目はスッキリ、肩も軽く、腰も楽になります。ソロ整体では意外な場所を動かしますが、「えーそこ動かすの!?」と思いつつもやってみるとこれが効く。忙しい方ほどおすすめです！

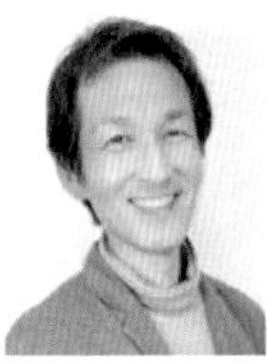

宮嵜智昭 さん
(40代／マーケティングコンサルタント)

とにかく簡単。たくさんの方にチャレンジしてほしいです！

美容と占いのサロン経営という仕事柄、たとえばネイルケアなどの細かい作業や目を使うことが多く、慢性の眼精疲労や、肩・背中の痛みがありました。Instagramでみかさんの動画をみつけ、続けているとアッという間に肩や頭の痛みがよくなりました。また、姿勢もよくなり、周りからもほめられて、とてもうれしく思います。

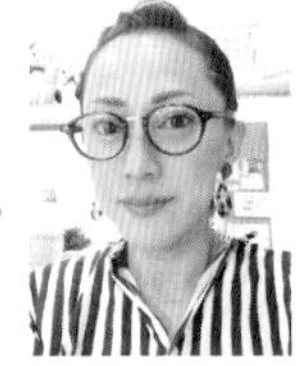

興梠好美 さん
(40代／サロン経営)

体に悩みがある方に、
ぜひ体感してほしい！

体が軽くなり お仕事の効率もアップ。自信もつきました

イラスト制作は座り仕事が中心。体を動かす機会が少なく、気をつけていても太りやすい。そんな中みかさんの動画に出会いました。どれも短時間でできて簡単そうだったので、さっそくトライ。バキバキだった肩こりとむくんでいた脚がスッキリして楽になりました。体重も3キロ落ちて、下っ腹が凹んだことがうれしいです。

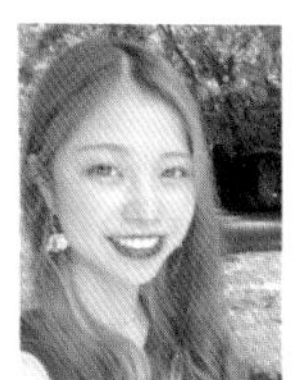

azu さん
（20代／
イラストレーター）

スキマ時間にできて 道具も必要ないので 気軽に続けています！

猫背に悩み、矯正器具なども試しましたが治らず、長年のコンプレックスでした。みかさんの動画に出会い、いろんなエクササイズを続けるうちに、どんどん体が楽になり、猫背も自分で治せるんだ！と自信がつきました。仕事の休憩時は、必ず動画をみながらストレッチ。リフレッシュできて、またがんばろう！という気持ちになります。

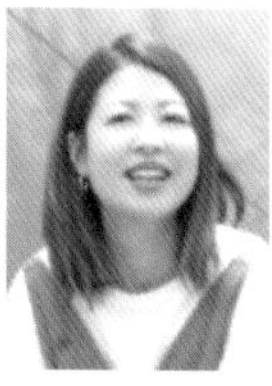

fuyu さん
（30代／YouTuber）

1動画10〜30秒
道具もいらず
めちゃくちゃ手軽！

いちばん驚いたのは、短時間で簡単なのに体質の改善ができたことです。仕事柄パソコンを使わない日はなく、つねにパンパンだった首、肩、背中、腰、そして太ももまでスッキリ快調。いつもありがとうございます！

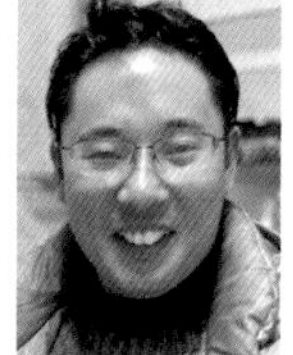

作間 翔 さん
(30代／
税理士事務所職員)

いつでもできて
しかもハンパなく
効くんです！

肩こりに悩んでいたところ、みかさんのタオルを使ったケアをInstagramで発見。ほんの1〜2分で滞ったリンパが流れ、肩が楽になるのを実感しました。悶絶するほど痛かった部位もどんどん軽くなって、整うことを体感できます！

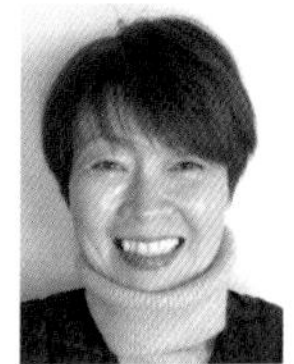

渡邉理世 さん
(50代／保育士)

忙しい日常を送る
女性たちに
ぜひおすすめしたい！

巷によくある「たった3分で!」などがうたい文句の体操やストレッチに、何度挑戦しても続かなかった私。でも、みかさんの体操は本当に文字どおり簡単！ ヘタレの私でも続いています！

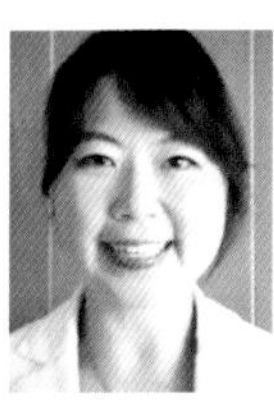

山部かよ さん
(50代／
婚活コンサルタント)

みかさんの整体に
いつも
癒やされています

仕事柄ストレスが多く、肩と背中がバッキバキに。みかさんのソロ整体をちょこっとやってみると、あら不思議。肩が柔らかくなり、血流も巡り始めるように感じます。顔色もよくなり、若くなった？ と聞かれることも！

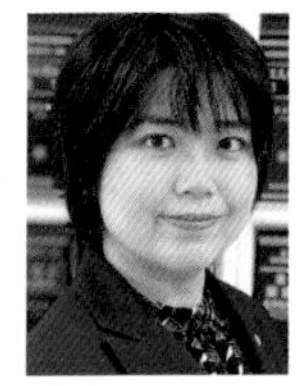

松尾英美 さん
(40代／司法書士、
セミナー講師)

動きが簡単で説明も明確！だから継続できます

ものすごく短時間で、動きや意識するところを明確に説明してくれて、効果がよくわかります。指をL字に広げるソロ整体（P82）は目の疲れまで取れてビックリ。こんな簡単でいいの？ といつも思っています。

はまだ さん
（50代／公務員）

オーバーワークや寝不足のときにも心強い味方です

鼻づまりになっていた長男にInstagramで知ったみかさんの「つらい鼻詰まりを一瞬で解消する方法」（2020/11投稿）を試すと、本当に鼻通りがよくなり“魔法の整体”だと思いました！ 簡単で効果が出るので、肩こり解消を始め、私もとても助けられています。

SYK さん
（40代／会社員）

いつも疲れていて三日坊主の私でも続けられてます！

簡単で場所も取らないみかさんのソロ整体は、思いついたときや、痛みに気づいた瞬間に、「あっ、今やっとこう！」と思えちゃいます。元々悩んでいた肩こり・腰痛が少しずつよくなり、肩甲骨も動くようになりました！

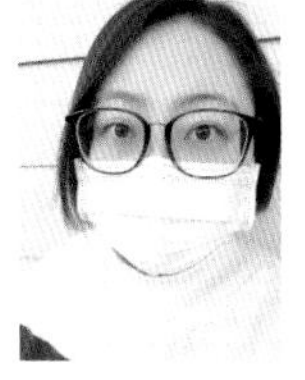

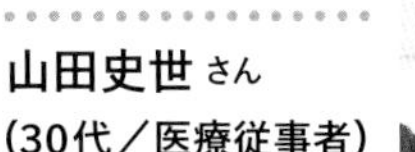

山田史世 さん
（30代／医療従事者）

みかさんにふだんのケアの大切さを教えられました

10年前にギックリ腰を患って以降、腰痛持ちに。病院や整体に通ってもよくならなかったけれど、まめにみかさんの動画をみて、自分で体をメンテナンスするようになったら、腰痛だけでなく片頭痛もすごく楽になりました！

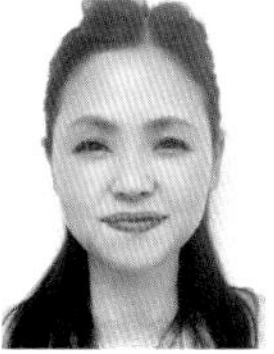

金尾裕美 さん
（50代／会社員）

この本の使い方

本書は、37メソッドの『ソロ整体』を掲載しています。
むりせず1メソッド1セットからでもOK。
回数はあくまで目安です。
まずは続けることを意識しましょう。

体験者のコメント

実際にソロ整体を体験した方のコメントを紹介しています。

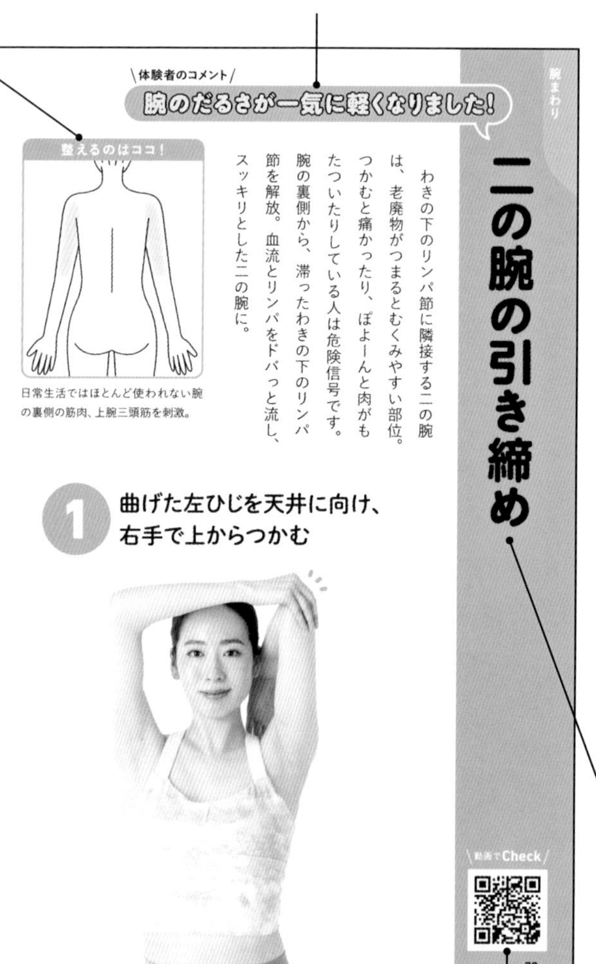

部位別の不調・お悩みから探せる

人気TOP5のほか、部位別に不調・お悩みを解決するソロ整体を紹介。慢性的な症状はもちろん、その日の体調からも探せます。

動画用二次元コード

本書で紹介するソロ整体はすべて、動画でみることができます。動画はみかさんの新規撮り下ろしです。

整える筋肉や関節などを紹介

ほぐしたり整えたりする筋肉や関節などの位置をざっくりと紹介。だいたいの位置を刺激すればよいのも、ソロ整体が簡単にできる理由です。

より簡単な動きやバリエーションも掲載

メソッドによって、体が固い人でも無理なくできる「Easy」バージョンや、合わせて行うとより効果的な「Variation」の動きを紹介しています。

動きのポイントをピックアップ

効果を出すためにとくに大事にしたい、意識したい動きのポイントを補足。

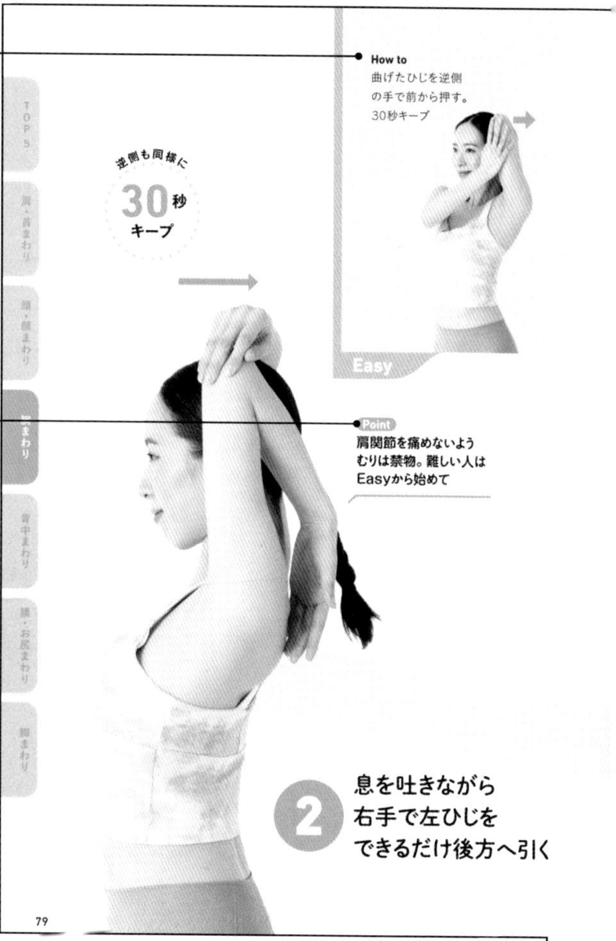

わかりにくい部分は写真で補足

アプローチする場所や動きの正誤がひとめでわかるよう、部分アップや角度違いの写真を随所に掲載。

逆側も同様に
30秒キープ

How to
曲げたひじを逆側の手で前から押す。
30秒キープ

Easy

Point
肩関節を痛めないようむりは禁物。難しい人はEasyから始めて

2 息を吐きながら右手で左ひじをできるだけ後方へ引く

79

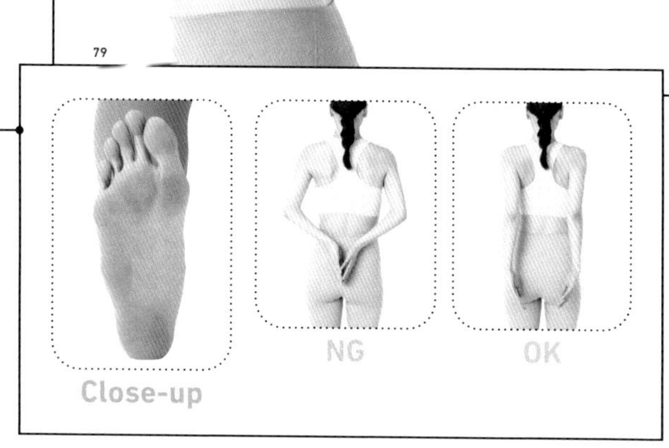

CONTENTS

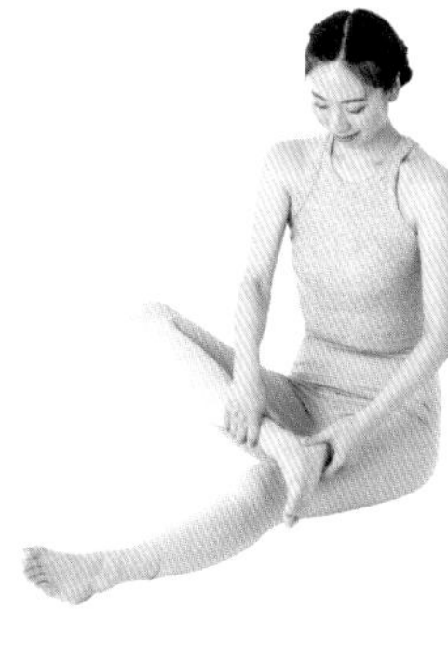

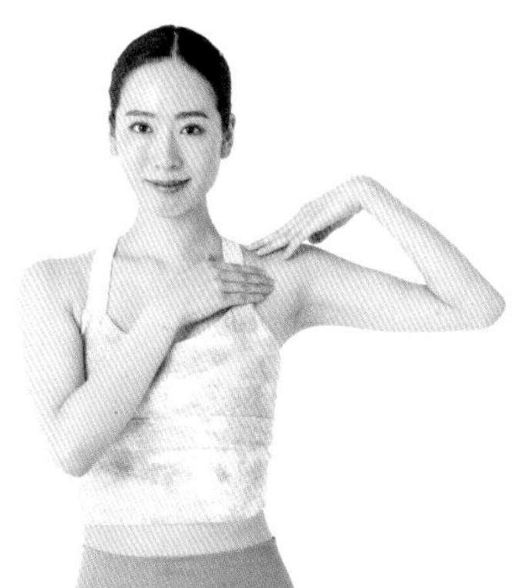

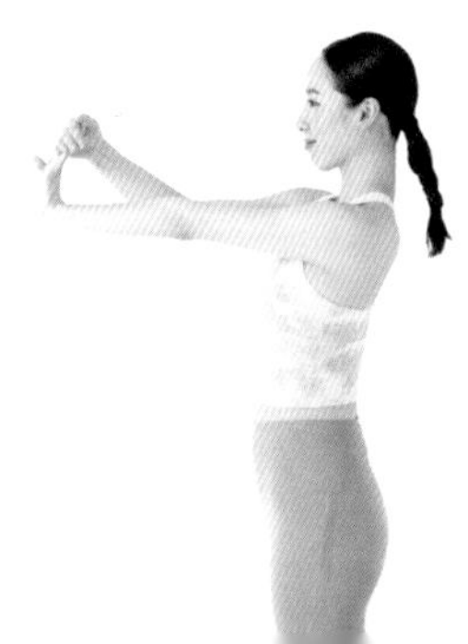

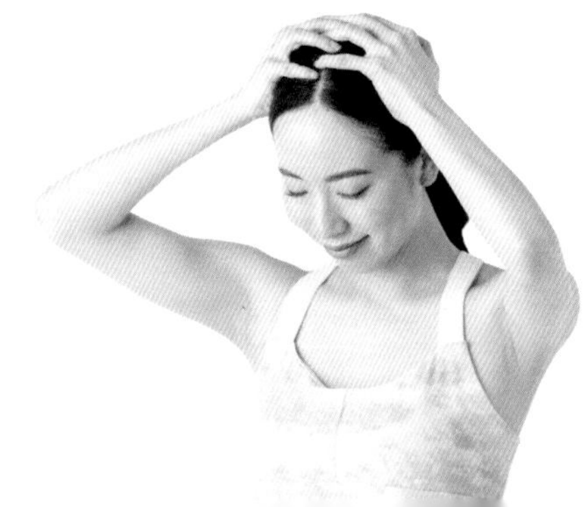

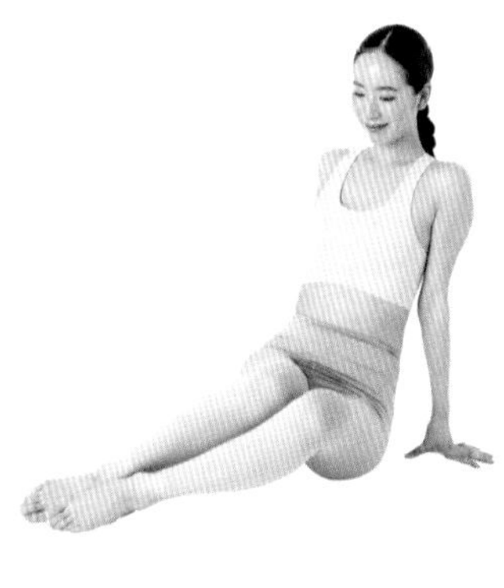

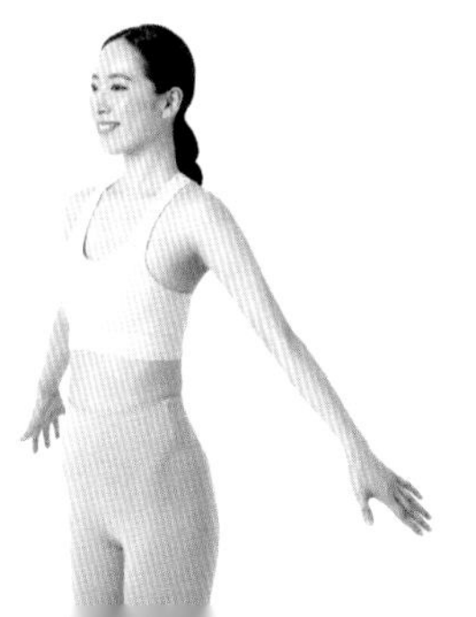

Staff
デザイン／木村由香利（986DESIGN）
写真撮影／片岡祥
モデル／松谷ももえ（SATORU JAPAN）
ヘア＆メイク／梅沢優子
スタイリング／久保奈緒美
イラスト／miya
動画撮影（付録）／川上タツ郎
編集＆執筆協力／長島恭子
校正／鷗来堂

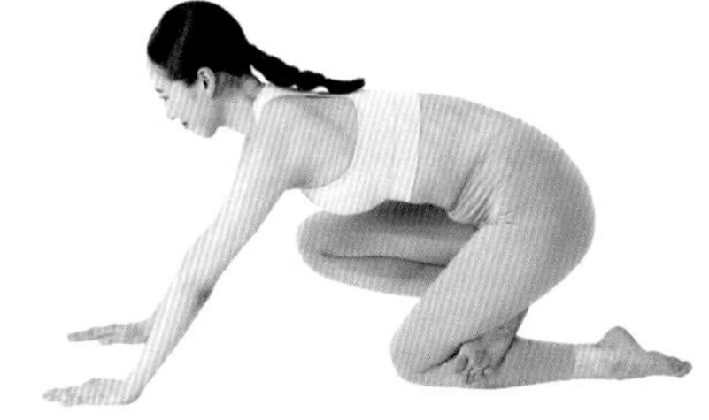

PART 1

ひとりでもカンタン！

『ソロ整体』のひみつ

体が固くても、セルフケアの知識がまったくない人でも、
今日からひとりでできるのが、『ソロ整体』。
PART1では、『ソロ整体』の効果や、
短時間でも体が整う理由などをお話します。
また、今のあなたのコリレベルや体の状態を探っていきましょう。

コリはあらゆる不調の始まりです

体がこっているとこんな危険が

『コリ』とはその名のとおり、こり固まった筋肉のこと。「だるいな」「ギシギシするな」という部分を触ると、コリコリとしこりを感じたり、押しほぐそうとしても、指が入っていかないほど固かったり、飛び上がるほど痛かったり。ひどくなると頭痛、腰痛、めまい、落ち込みなど、さまざまな不調が現れます。

日常的すぎて軽視されがちなコリ。じつはあらゆる不調の引き金といっても過言ではないのです。

姿勢が悪くなる

一部の筋肉が固くなると、筋肉が引きつれることで骨がゆがみ、姿勢が悪くなります。ストレートネック、猫背、そり腰、ぽっこりおなか、ぎっくり腰など、さまざまな悪姿勢や姿勢のゆがみによる体型の変化につながります。

代謝が下がり、太りやすくなる

筋肉にコリが生じると、血流やリンパの流れが滞ります。すると、体温や代謝が下がり、冷えやむくみが生じます。それにともない、太りやすくやせにくい“省エネ体質”に。

動くことが
おっくうになる

コリが生じると体の動きが制限され、首や肩、腰が回らない、股関節が固くなるなど、日常動作も不自由に。すると、動くことがおっくうになり、運動不足になったり、ますます体が固くなったりします。

内臓疲労

体のさまざまな機能をコントロールする自律神経は、背骨の両わきを走っています。腰や背中がこると自律神経のバランスが乱れ、内臓の機能も低下。便秘や下痢、胸やけ、肌荒れなどの原因に。

疲れやすくなる

コリによる血流やリンパの滞りは、疲労の原因となる老廃物の滞留を招きます。すると、慢性的に疲れやすくなり、運動不足からコリがますます悪化。また、免疫力が低下し、カゼをひきやすくなります。

イライラやうつうつ

背面のコリにより、背骨の両わきを走る自律神経が圧迫されると、イライラ、うつうつ、不安感や、だるい、気分が乗らない、何もしたくないなど、メンタルにも悪影響が出てきます。

仕事や家事の
パフォーマンスが下がる

コリによって血管が圧迫されると、血流が滞り、脳に十分な酸素や栄養素がいきわたりません。脳の疲労を招き、集中力や記憶力が低下。仕事や家事のパフォーマンスも下がります。

原因は生活習慣や体の使い方にアリ

コリの仕組み

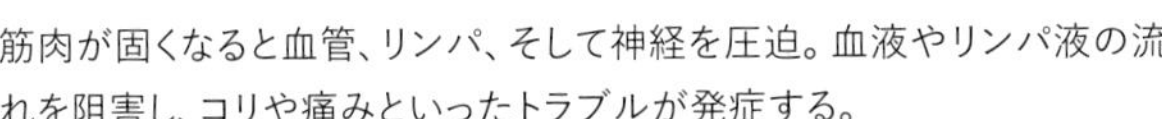

筋肉が固くなると血管、リンパ、そして神経を圧迫。血液やリンパ液の流れを阻害し、コリや痛みといったトラブルが発症する。

コリとは筋肉が固まった状態をいいます。

たとえば、長時間同じ姿勢でいたり、体を動かさないでいたりすると、筋肉は伸び縮みしないため、伸びたまま、あるいは縮んだまま固くなります。すると、固い筋肉が血管を圧迫。血行不良を起こし、全身に新鮮な血液や栄養がいきわたらなくなり、老廃物が蓄積されるという悪循環が起こります。さらにリンパの流れも滞り、老廃物が滞留。これが疲労感やむくみの原因となります。

コリが重症化すると、最終的には神経を圧迫。強い痛みやしびれにつながり、こうなるとちょっともんだぐらいでは、なかなかよくなりません。

筋肉がこり固まる4大要因

筋肉の使いすぎ・使わなさすぎのほかにも、呼吸が浅くなったり、体の機能をつかさどる自律神経のバランスが崩れたりすると、コリや痛みが現れる引き金になる。

1 筋肉の使いすぎ・使わなさすぎ

2 浅い呼吸

3 内臓の疲労

4 ストレス

また、筋肉は使いすぎても、使わなさすぎても、こり固まります。たとえば、長時間同じ姿勢のままパソコン作業をしていると、背中やおなかは使われない（動かない）まま固くなり、キーボードをたたき続ける指は使いすぎで固くなる、という具合。さらに、体の筋肉はつながっているため、1か所がこれば、隣接する筋肉、関連する筋肉にもコリが飛び火。体のさまざまな部位にコリや痛みが発症します。

立ち方、座り方、噛みぐせや荷物の持ち方など、生活習慣や仕事での体の使い方や動きのくせは、体の状態に大きく影響します。とはいえ私たちは、四六時中すべての筋肉を偏りなく使って、よい姿勢を保ったり、生活したりすることは不可能です。究極、立っているだけ、寝ているだけでも、体は固くなります。

つまり、誰もが毎日、コリと隣り合わせの生活を送っているのです。

「スッキリしない」と感じたら要注意です！

コリは5段階でやってくる

LEVEL 1

ほぼコリがなく日常生活が快適

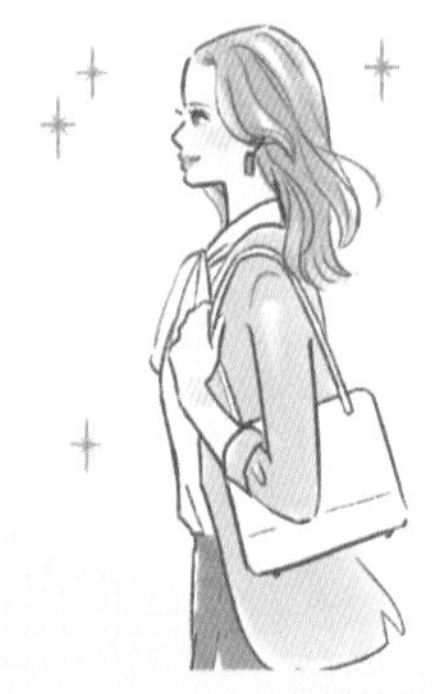

心身ともにスッキリしており、毎日を気分爽快に過ごせている。また、体がよく動き、駅や歩道橋などの階段の上り下りもらくらくとできる。

LEVEL 2

ちょっとこっている、ときどきこっている

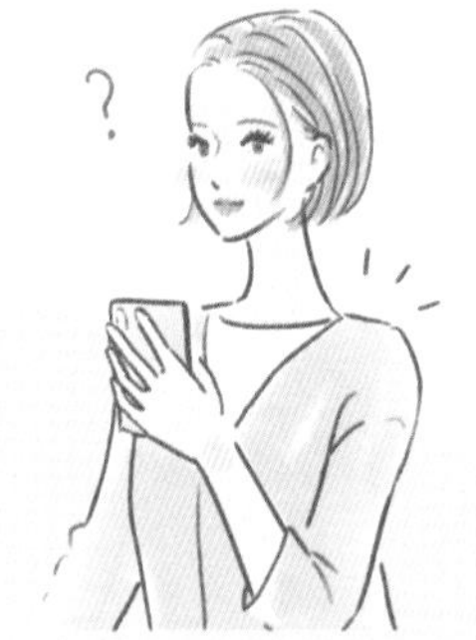

体の一部に突っぱり感やひっかかりを感じる程度。たとえば、スマートフォンをみすぎたり、長時間のパソコン作業が続いたりした日に、何となく体がスッキリしない、もやもやした疲れを感じる。

LEVEL 3

いつもこっている

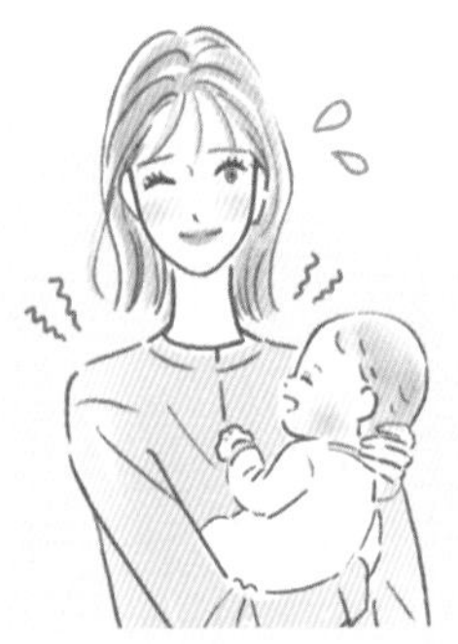

手、腕、肩、首、腰にコリや疲れを感じたり、脚のむくみがある。1日5時間以上パソコンを使う、3時間以上運転する、重い荷物を扱う人、毎日子どもを抱っこする人はこの段階にある可能性大。

コリを放置すると、じわじわと重症化します。
コリの重症度は5段階。
今のあなたのコリレベルはどこに当てはまるのかを確認しましょう。

LEVEL 5

コリが慢性化していてもはや自覚がない

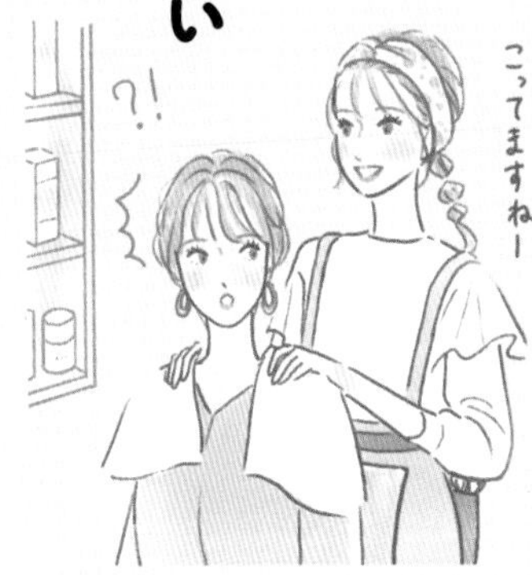

つねに痛みとつらさが続くと、体の防衛反応により感覚が鈍化。痛みを通り越して麻痺した状態に。コリがひどかったが自然と消えた、自覚はないが整体院や美容院、家族にマッサージされたとき「すごくこっている」「固い」といわれる人は該当する恐れ大。

LEVEL 4

ガチガチにこっている自覚がある

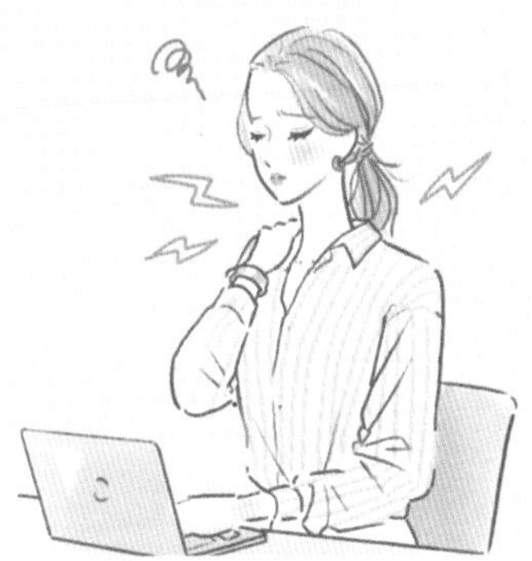

コリだけでなく、「腕が上げづらい」「首が回らない」「腰がきしむ」「頭が痛い」「目の奥が痛い」など、体のどこかにしびれや痛みを感じる。パソコン作業が1日中続くなど、長時間座りっぱなしや同じ姿勢でいる方は、このレベルになっているリスクが高い。

※強い痛みのある人、痛みが長引いている人は、コリではなく損傷や病気が隠れている場合があります。
自己判断に頼らず、一度、専門医の診察を受けましょう。

体の動きでコリの状態をチェック

可動域＆柔軟性テスト

コリのない人は、筋肉が柔らかく、体もよく動きます。ここでは、今の体の動きをチェック。コリのない体づくりに重要な部位の固さをみていきます。

今日、うまく動けなかった人も、体をメンテナンスするようになると、だんだん動きやすくなったり、ひっかかりや痛みが軽減されたりと、変化していきます。

まずは、今日の体の状態を知り、動きにくさを感じる部分は少しでも柔らかく、そしてよい結果が得られた部位はその状態をキープできることを目標にしましょう。

CHECK1 肩

肩周りと肩甲骨周りの筋肉をチェック。
肩甲骨がよく動くかどうかをみます。

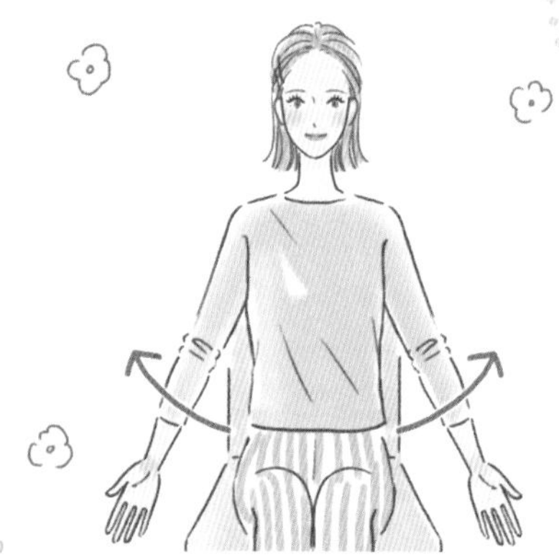

How to

いすに座り、伸ばした両腕をできるだけ左右に広げて、手の位置をチェック。肩をうしろに引いて肩甲骨を寄せるイメージ。両肩に力が入り、上がらないように行う。

Results

両手が体の真横よりも前にくる ➡ 動きにくい
両手が体の真横まで広がる ➡ ふつう
両手が体の真横よりもうしろにくる ➡ よく動く

CHECK 2

腕

肩周りと腕の筋肉をチェック。
肩の可動域や腕の柔軟性をみます。

How to

いすに座り、伸ばした両腕をそれぞれ左右から上げていき、腕がどこまで上がるのかをチェック。腕は体の真横で上げるように意識し、肩はすくめずに行う。

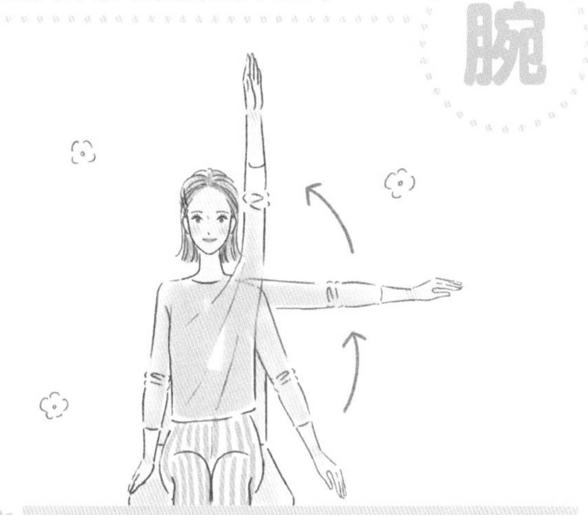

Results

腕が肩と水平の位置よりも下にくる → 動きにくい
腕が肩と水平の位置よりも上にくる → ふつう
腕が耳にぴったりつく → よく動く

CHECK 3

腰

背骨周りと腰の筋肉をチェック。
腰の可動域や痛みの有無をみます。

How to

いすに座り、両腕を正面に伸ばして手のひらを合わせる。息を吐きながら、左右それぞれの方向に上体をできるだけひねる。

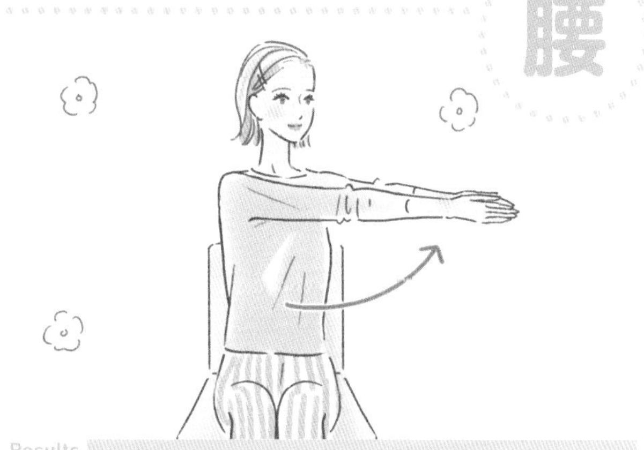

Results

正面から30度未満しかひねれない → 動きにくい
正面から30〜60度ひねれる → ふつう
正面から60度以上ひねれる → よく動く

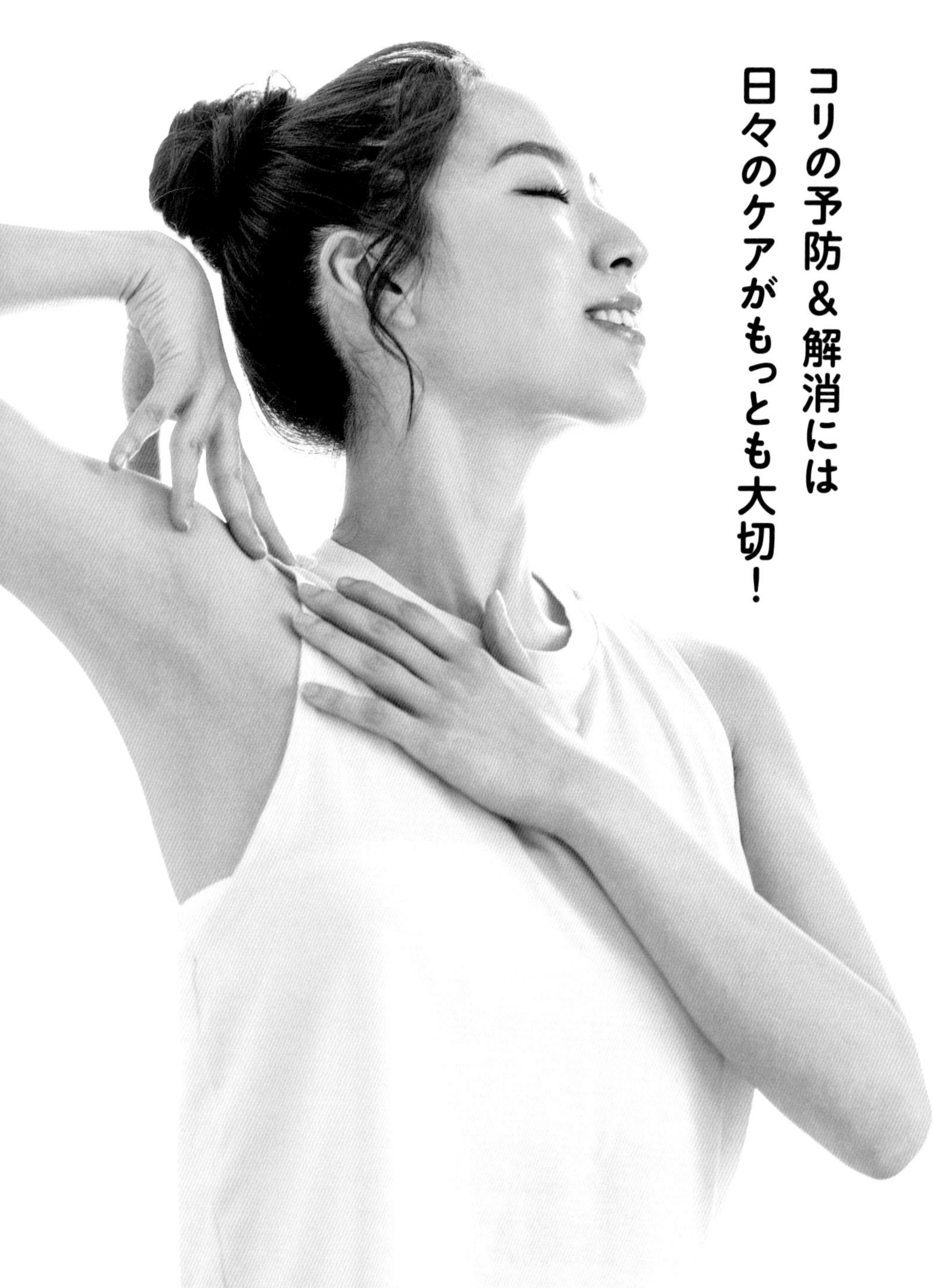

コリの予防＆解消には日々のケアがもっとも大切！

そこで…『ソロ整体』です。

コリをなくすために大事なのは、コリが重症化して、こり固まらないよう、固くなった筋肉を日々ケアしてあげること。そして、できるだけ血液やリンパの巡りをよくすることです。

TikTokでたくさんの方から「コリが消えた」「体調がよくなった」という声をいただいた『ソロ整体』は、一人で、簡単に、筋肉をケアできる整体法。しかも、コリの重症レベルにかかわらず、痛みなく安心して続けられます。

今、あなたを悩ませているコリや痛みを軽くするのはもちろん、コリの予防にも効果的です。

痛くない、すぐ楽になるひみつを教えます

『ソロ整体』が効く理由

ソロ整体のひみつ 1

コリの関連筋を刺激し根本からゆるめられる

全身には600以上の筋肉が存在し、すべての筋肉はつながっています。わかりやすくいうと、私たちは全身「筋肉のスーツ」を着ているようなもの。立ち上がる、座る、歩く、走る、腕を伸ばして物を取るなど、どんな動作のときも全身の筋肉が連動しています。

洋服の一部を引っぱると、別の部分が引きつれたり伸びたりしますが、それは「筋肉のスーツ」も同じ。ある筋肉が縮んだり伸びたりすると、関連の強い場所の筋肉も影響を受け、こり固まります。

つまり、体はコリを感じる場所だけでなく、関連するすべての筋肉がこっている、ということ。だから、コリを感じる部分だけをもんだり、たたいたりしても、

関連筋をみつける3つのポイント

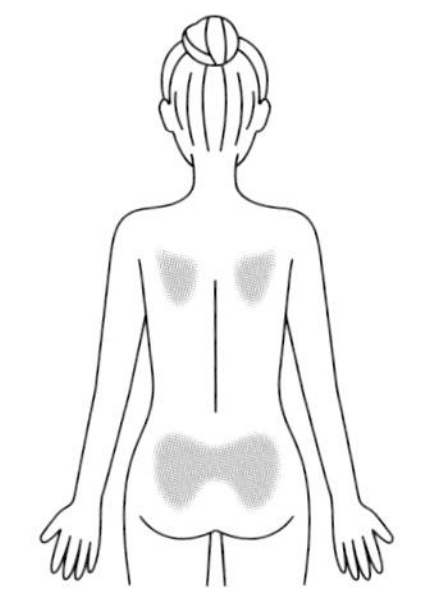

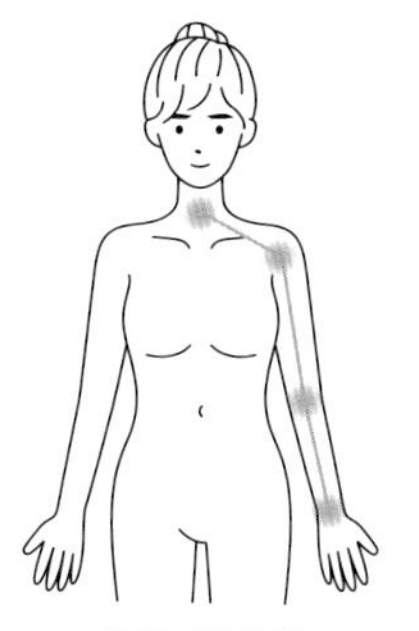

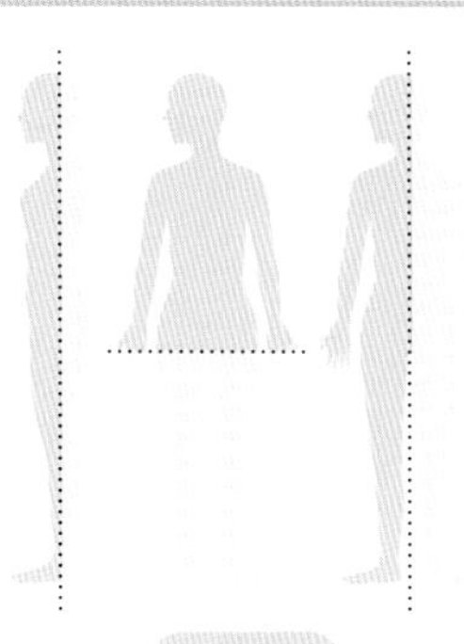

形や構造が似ている

たとえば肩甲骨周りのコリは股関節をほぐすとゆるむ。四つ足の体勢をイメージすると2か所の構造が似ていることがわかる。

例）肩関節と股関節、肩甲骨と骨盤、ひざとひじ、手首と足首、手のひらと足の裏、足裏全体と体全体など

延長線上

肩こりには、ひじや手首をほぐすなど、患部の延長線上に原因筋がある。

例）頭から首、鎖骨からわきの下、手〜腕〜肩、首〜背中〜腰〜お尻、股関節〜太もも〜足首など

反対側

体の右側と左側、下側と上側、前面と背面という具合に、反対側に原因筋がある。たとえば右肩のコリは、反対側の左肩を刺激することでゆるむ。

例）鎖骨、首、わきの下、肩甲骨、腰、お尻など

楽になるのは一瞬。根本からほぐれていないため、もみ終わった瞬間からコリが戻ってしまうのです。

コリを根本からゆるめるには、影響を与えている筋肉、『関連筋』をほぐす必要があります。関連筋は、こっている筋肉の「反対側」や「延長線上」、そして「形や構造が似ている」ところにあります。しかし、コリから離れた位置にあるため、なかなか自分ではみつけられないもの。そこで誕生したのが『ソロ整体』です。

ソロ整体は、症状からコリの原因をさかのぼり、関連筋にアプローチできるように考えられたメソッドです。ですから、簡単に、コリのゆるみスイッチ＝関連筋を、ほぐすことができます。

これが、ソロ整体の効果を早く、そして長く実感できる理由です。

ソロ整体のひみつ 2

痛くない、ざっくり刺激すればいいから簡単!

ソロ整体のテクニックは、反射療法をベースにしています。

反射療法とは、主に足の裏など神経の集まるところを刺激することで血行をうながし、体を整える方法で、「リフレクソロジー」ともいいます。ツボともちょっと似ていますが、ピンポイントに刺激するツボに対し、反射療法は「面」で刺激。たとえば腰が痛いときは、かかと全体をもみほぐす、という具合です。

一般的なセルフケアでは、本当に合っているの? 効果があるの? と不安になります。その点ソロ整体は、面で刺激する反射療法をベースにしているため、「だいたいこのあたり」というざっくりとした目安で

ソロ整体で体が整う4つの方法

引っぱる

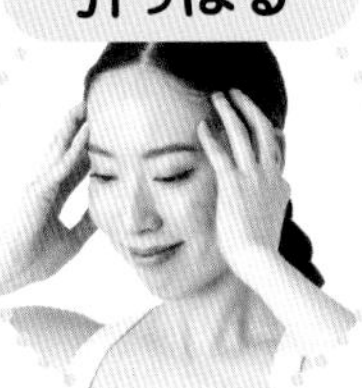

鎖骨のキワや指の間など、細かい部分のケアに。

伸ばす

背中、腕、脚など広い範囲をほぐすときに最適。

ゆらす

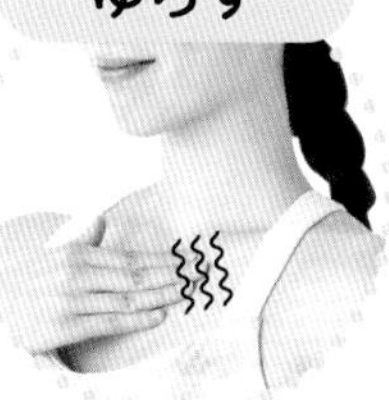

場所を問わず簡単に刺激したい場合にピッタリ。

押さえる

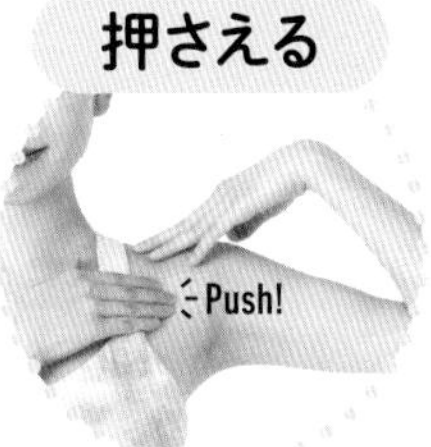

比較的コリが強くなった患部や関連筋に有効。

ケアすれば大丈夫。体に関する知識がない方でも、きちんと効果を得られます。

もう1つ、セルフケアの悩ましい点は、「体が固くてほぐしたい場所に手が届かない」ということでしょう。その点、関連筋にアプローチするソロ整体では、肩甲骨周りをほぐすために、腕を動かしたり、わきの下を触ったりと、患部そのものに触らずにほぐせます。ですから、関節の可動域がせまく、体が固い方でも楽に行うことができます。

痛みのあるところをもんだりたたいたりすると、さらに痛みが増したり、自己流で強く刺激して、かえってコリを固くしたり痛めたりする場合があります。しかし、ソロ整体は「押さえる」「ゆらす」「伸ばす」「引っぱる」といった、ソフトな刺激も特徴です。コリのレベルや柔軟性にかかわらず、痛みやケガの心配なく、安心して続けられます。

大事なのは〝継続〟。コツコツ、むりなく続けましょう

『ソロ整体』4つのルール

ソロ整体は続けるほど調子がよくなる！

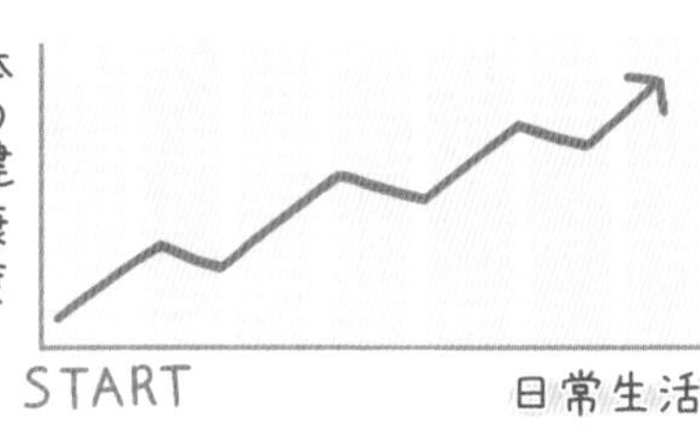

コリは、毎日コツコツとケアをすると、右肩上がりによくなっていきます。

Rule1

毎日の習慣にすることが大切。まずは2週間続けてみましょう

ＳＮＳでもサロンでも、お客さまからとてもよく聞かれるのが、「週に何回やればよいですか？」という質問です。体は、日常生活でこる→ソロ整体で軽くなる→日常生活で固くなる→ソロ整体で柔らかくなる→……と繰り返しながら、よくなっていきます。最初はちょっぴりハードに感じるかもしれませんが、ソロ整体は毎日続けることがとても大事なのです。

まずは2週間続けてみてください。また、1日に何回行っても大丈夫です。続けるほどこりにくく、ゆるみやすい体になります。

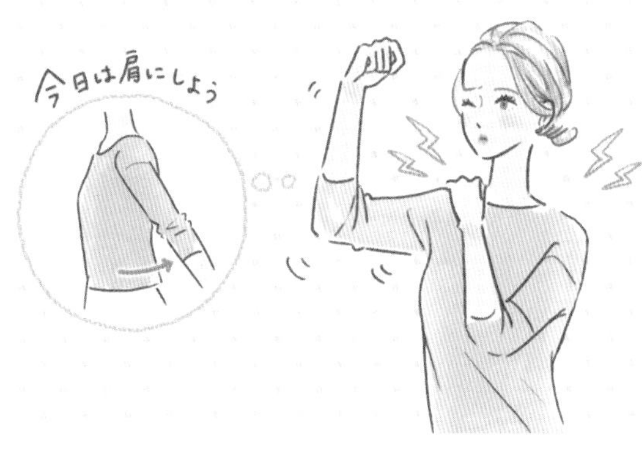

欲張らず、まずは1メソッド。気に入ったものを繰り返しても、その日の不調から選んでもOK！

Rule2

継続のコツは気負わないこと。1日1メソッドからスタート

同じものを続けてもよいですし、気分や体調に合わせて選んだり、気になるものを順番にやったりするのもOK。とにかく1日1メソッド、整える習慣をつけましょう。

体の筋肉はすべてつながっていますから、どれを行っても効果はゼロではありません。肩こり解消のソロ整体は、肩にいちばん効果を発揮しますが、じつはじわじわとほかのところにも効いています。何でもいいので、その日やりたいものを試してみてください。

まずは、今いちばん悩んでいるものからスタート。本書は部位別にお悩みを紹介しているので、次は同じ部位の中から別の方法を試すのもヨシ。また、肩こりだったら腕周り、腰痛だったら背中と、延長線上や反対側にある関連する部位に移るのもおすすめです。

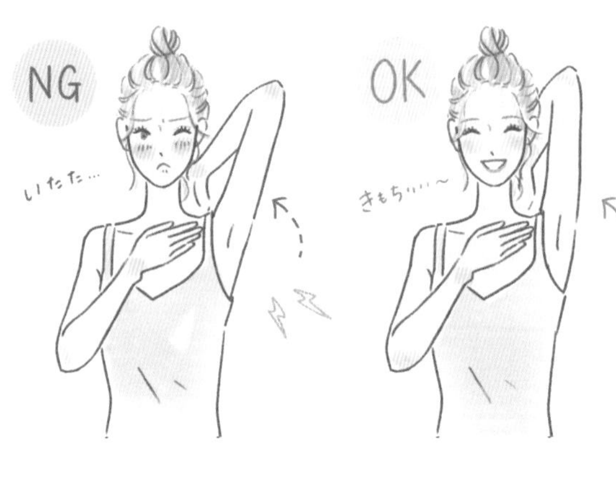

「痛い！」という感覚は体のSOS。「気持ちいい」「イタ気持ちいい」という加減で続けて。

Rule3

痛くなるほどがんばる必要なし。気持ちいい程度の強さで行いましょう

「コリをほぐそう！」と、がんばりすぎてしまう人がとても多くいます。でも、痛みや苦しさを感じるほどチャレンジすると、ますます筋肉を固くするばかりか、逆に痛める恐れがあります。

ソロ整体では、強くたたいたり、もんだりすることはありませんが、押したり、伸ばしたりする動きはあります。その際、「もうちょっと伸ばしたら気持ちよさそう」「イタ気持ちいい」というチャレンジはＯＫです。でも、「痛い」「息が止まる」「筋を違えそう」と感じるほど、ぐいぐい押したり伸ばしたりすることはＮＧです。

本書ではモデルさんが理想の形をみせていますが、がんばってまったく同じように行う必要はありません。気持ちいいと感じる程度が、今の自分にあった力加減なのです。

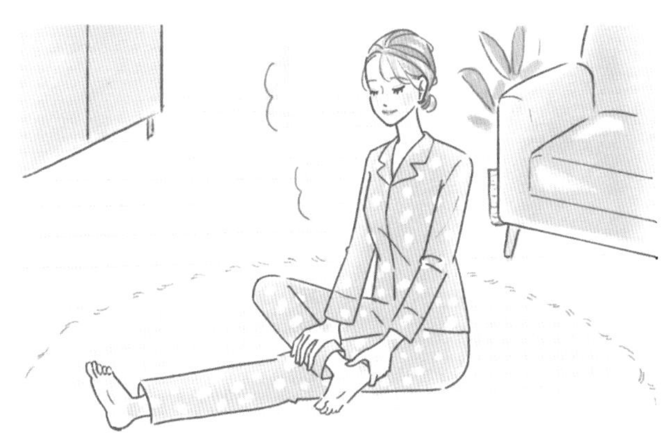

入浴中や入浴後、運動後など、血行がよく、体が動くタイミングで行うと効果的！

Rule4

体が温まっているときが整えどき。お風呂あがりはベストタイミング

ソロ整体のもっとも効果的なタイミングは、体が温まっているとき。なぜなら、体が温まっているときは、血行がよく、柔軟性も高まり、体が動きやすいからです。また、心身ともにリラックスし、呼吸も深くなっています。ベストタイミングは、ある程度体を動かしたあとや、入浴中、あるいは入浴後です。

逆に気をつけたいのは起床直後。就寝中、体はほぼ動いていないので、関節も固くなっています。また、起き抜けは体温が低く、いきなり動くと体を痛める恐れがあります。朝イチに行うときは、必ず時間に余裕を持ち、ちょっと体を動かして深呼吸を行うなど、しっかり準備（Ｐ38）をしてから始めてください。

また、熱がある、ケガをしている、アルコールが残っているときは避けましょう。食後は30分程度あけるとよいです。

効果をしっかり出すためのちょっとしたコツ

『ソロ整体』を始める前の準備

体を動きやすくして、ソロ整体の効果を高めるためのウォーミングアップです。

ここでは3つの方法をあげていますが、行うタイミングや場所によって、やりやすいものを1つだけ選べばOKです。もちろん、じっくり取り組みたい日はすべて行うとよいでしょう。

これらはソロ整体のウォーミングアップになるだけでなく、その日の体調チェックにもなり

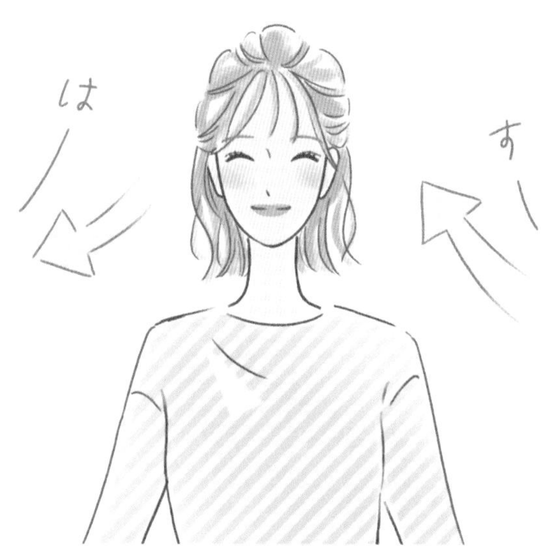

呼吸を整える

呼吸が整うと気持ちが落ち着き、体のよけいな力が抜けます。

呼吸に意識を集中して、「吐いて・吸って」をゆっくりと数回、繰り返しましょう。息を吸うときは、必ず鼻から吸うのがお約束。

また、ソロ整体中も、呼吸を止めずにリラックスしましょう。

ます。日々、続けるうちに「今日は呼吸がちょっと浅いな」「体が重いな」「だるさが残っているな」など、自分の体の変化に気づきやすくなります。
変化に早く気づけると、新たなコリにもすばやく気づき、軽いうちにケアできます。ぜひルーティンに組み込んでくださいね。

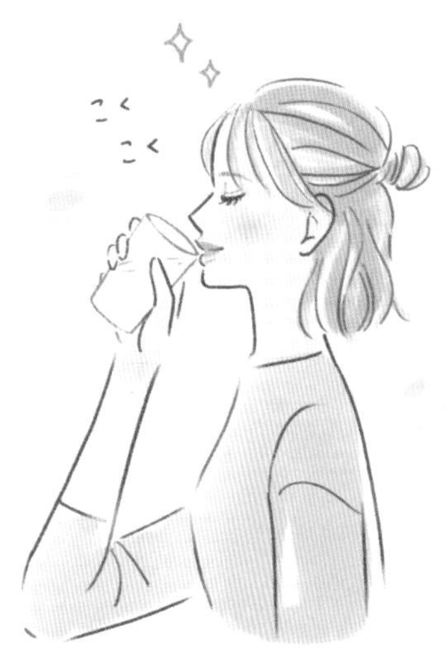

水を飲む

体に水分をちょっとでも入れると、筋肉がゆるみやすくなります。とくに朝の起き抜けや、仕事に集中したあとは、体がカラカラに乾いているので、一口でも水分補給するとよいですよ。ノンカフェインの水や白湯、炭酸水、麦茶が望ましいですが、お仕事の合間でしたらコーヒーや紅茶、緑茶、ウーロン茶などでもかまいません。

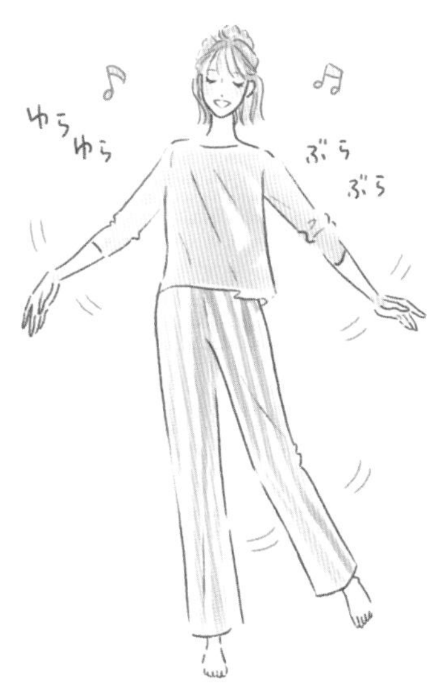

体を軽く動かす

手先や足先をぶらぶら振ったり、立ち上がって全身をぶらぶらゆらゆらしたり。「今から動かしますよ」という合図を体に送ります。

体を温めて、関節を回しやすくする効果もあるので、長時間同じ姿勢で仕事をしていたときや、朝の起き抜けにおすすめです。

次のページから
いよいよ実践編。
楽しくソロ整体、
始めましょう!

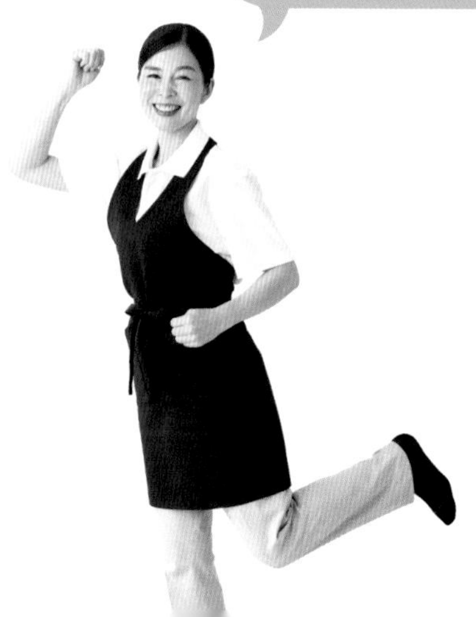

PART 2

バズり中！

『ソロ整体』人気TOP5

いよいよ『ソロ整体』の実践編。
PART2では、SNSの動画再生回数TOP5の人気メソッドを紹介します。
いずれも多くの方が抱える代表的なお悩みばかり。
「何から始めたらいいかわからない」という方も、
まずはこの中から気になるものを始めてみてください。

1位 やせ体質になる

＼体験者のコメント／

1週間続けただけで**背中がだいぶスッキリ**しました！

整えるのはココ！

動かす機会が少なく、こり固まった肩甲骨周辺の筋肉をまとめて動かす。

全国からたくさんの反響をいただいた体操がこちら。腕を大きく動かすことで、肩甲骨の間にある褐色脂肪細胞を刺激。褐色脂肪細胞には、脂肪を燃焼する働きがあります。左右に開いた肩甲骨の位置を戻してくれるので、姿勢改善にも効果的です。

1 両手でタオルを引っぱって、両腕を頭の上に伸ばす

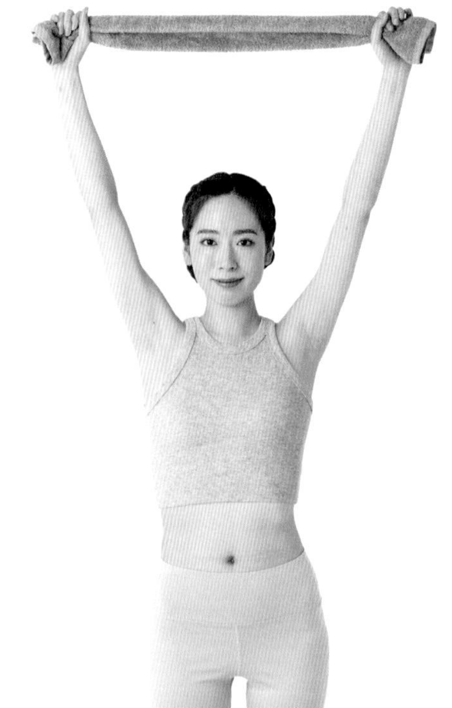

＼動画でCheck／

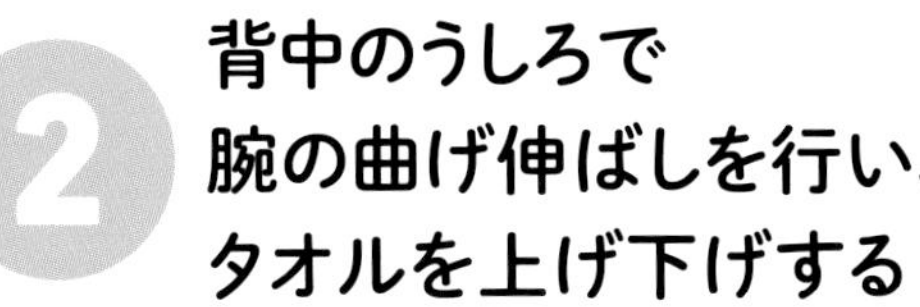

2 背中のうしろで腕の曲げ伸ばしを行い、タオルを上げ下げする

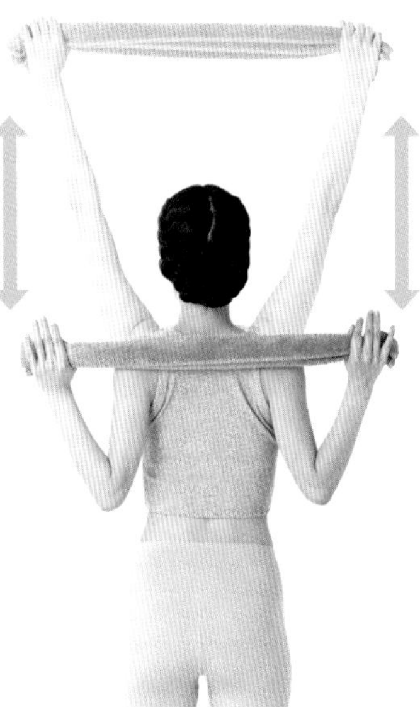

Point
タオルを下げたとき
肩甲骨を寄せることを
意識しましょう

10回
×3セット

3 両腕を伸ばしたまま上体を左右に倒す

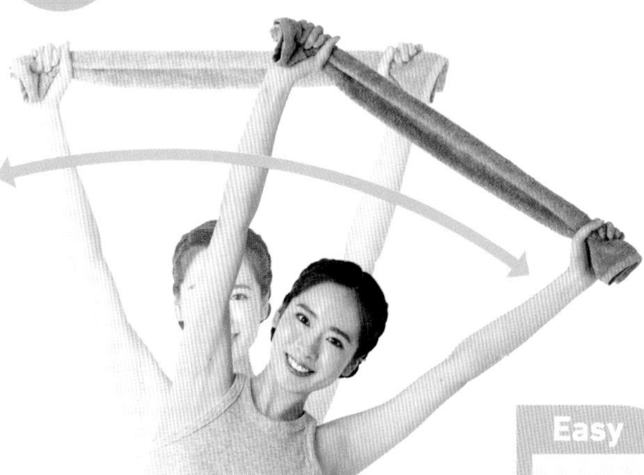

左右交互に
10回
×3セット

Easy

How to
タオルを使わなくてもOK！ 腕が耳よりうしろになるように意識して、両ひじの曲げ伸ばしを繰り返す

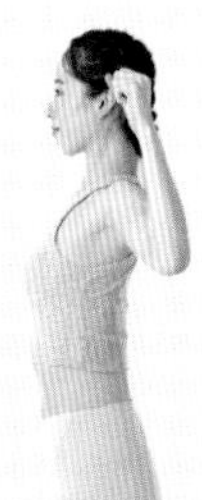

2位 肩こりが楽になる

＼体験者のコメント／

簡単でいいですね。私の鉄の肩もコリが取れそう！

猫背と巻き肩は、多くの現代人が肩こりに悩む要因。まずは、猫背・巻き肩のもととなる、前かがみ姿勢を正しましょう。よく効く秘密は外側に手のひらを返すこと。自然と肩の前側や胸が開き、左右に開いた肩甲骨も寄りやすくなります。すぐにふわっと楽になる感覚を味わえます。

整えるのはココ！

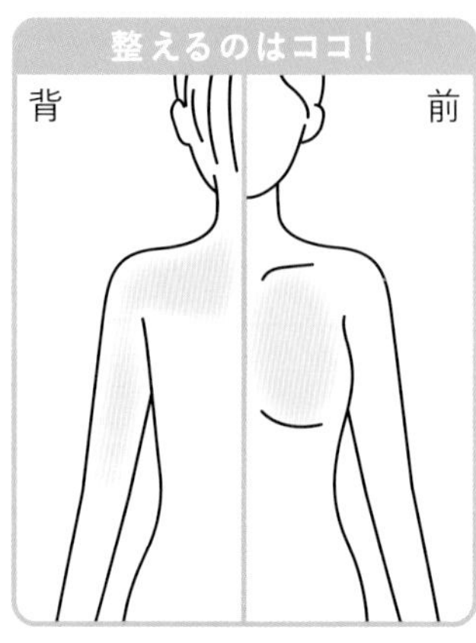

こり固まった肩周りのアウターマッスル、インナーマッスルのほか、腕（三頭筋）、胸（大胸筋）の筋肉をほぐす。

1 両腕を前に伸ばし手のひらを外側に返したらそのまま両腕をうしろに回す

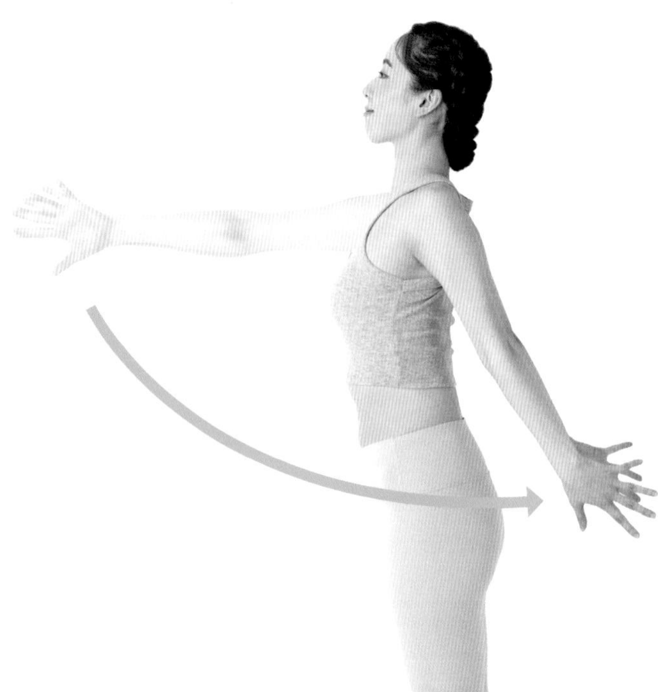

＼動画でCheck／

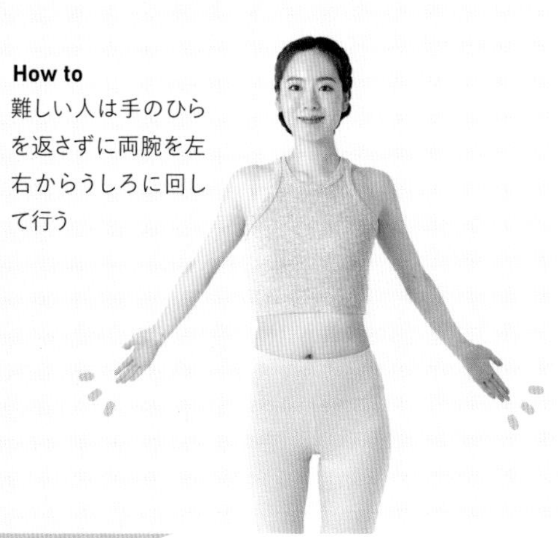

How to
難しい人は手のひらを返さずに両腕を左右からうしろに回して行う

Easy

2 左右の手のひらを寄せる・離すを繰り返す

10回
×3セット

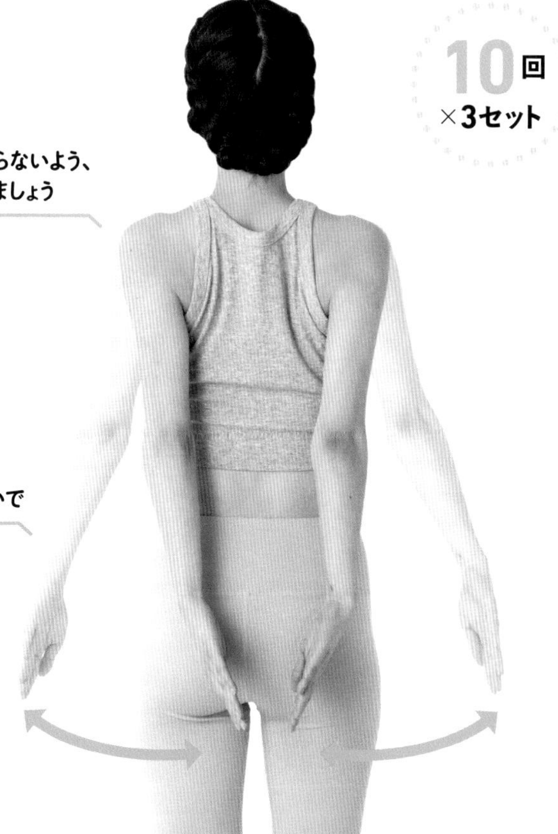

Point
肩に力が入らないよう、両肩を下げましょう

Point
両手を寄せるときできるだけ反動をつけないで

3位 しつこい頭痛を解消する

＼体験者のコメント／

本当に一瞬で治りました！ もっと早く知りたかった〜！

じつは頭がこったりむくんだりしている方はとても多く、それが頭痛や頭の疲労の原因に。そんなときは、側頭部のコリ・ハリをゆるめると、巡りがよくなり、スッキリします。とくに、毎日、眼鏡をかける、髪を結ぶ、マスクやヘッドセットをつける人におすすめです。

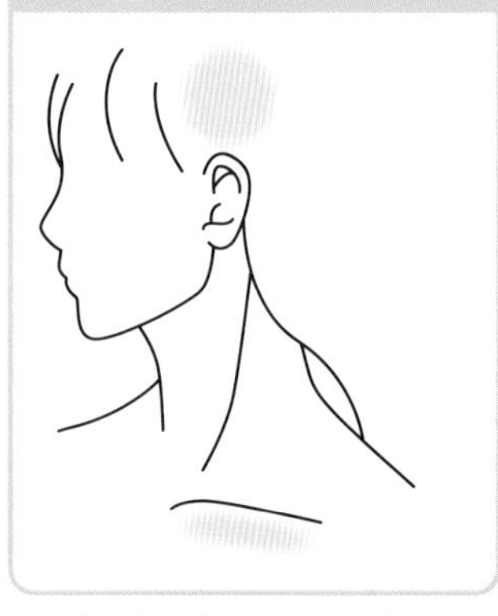

側頭部や側頭部につながる鎖骨下をゆるめて調整。

1 左耳の上と右の鎖骨下にそれぞれ指を置く

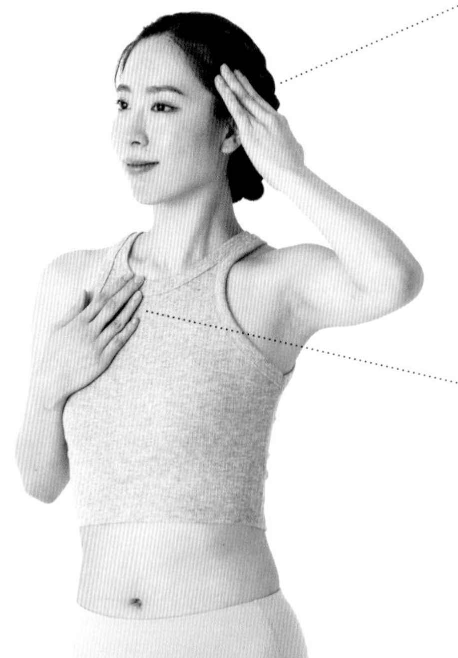

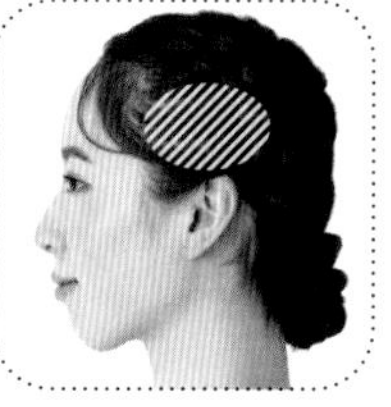

Close-up

耳の上の側頭部に親指以外の指の腹を軽く押しつける

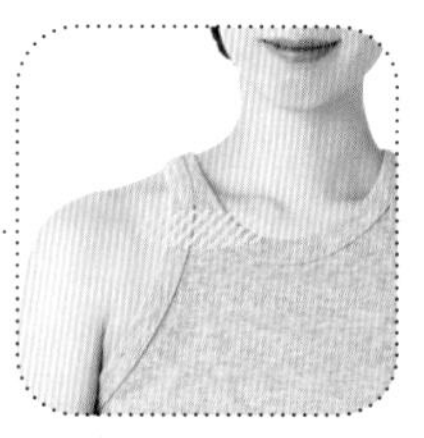

Close-up

鎖骨の下側のキワに人差し指・中指・薬指をグッと押し込んで引き下げる

＼動画でCheck／

2 耳の上は皮ふを上に引き上げキープ、鎖骨下は数回指で下に引っぱる

逆側も同様に
30秒キープ

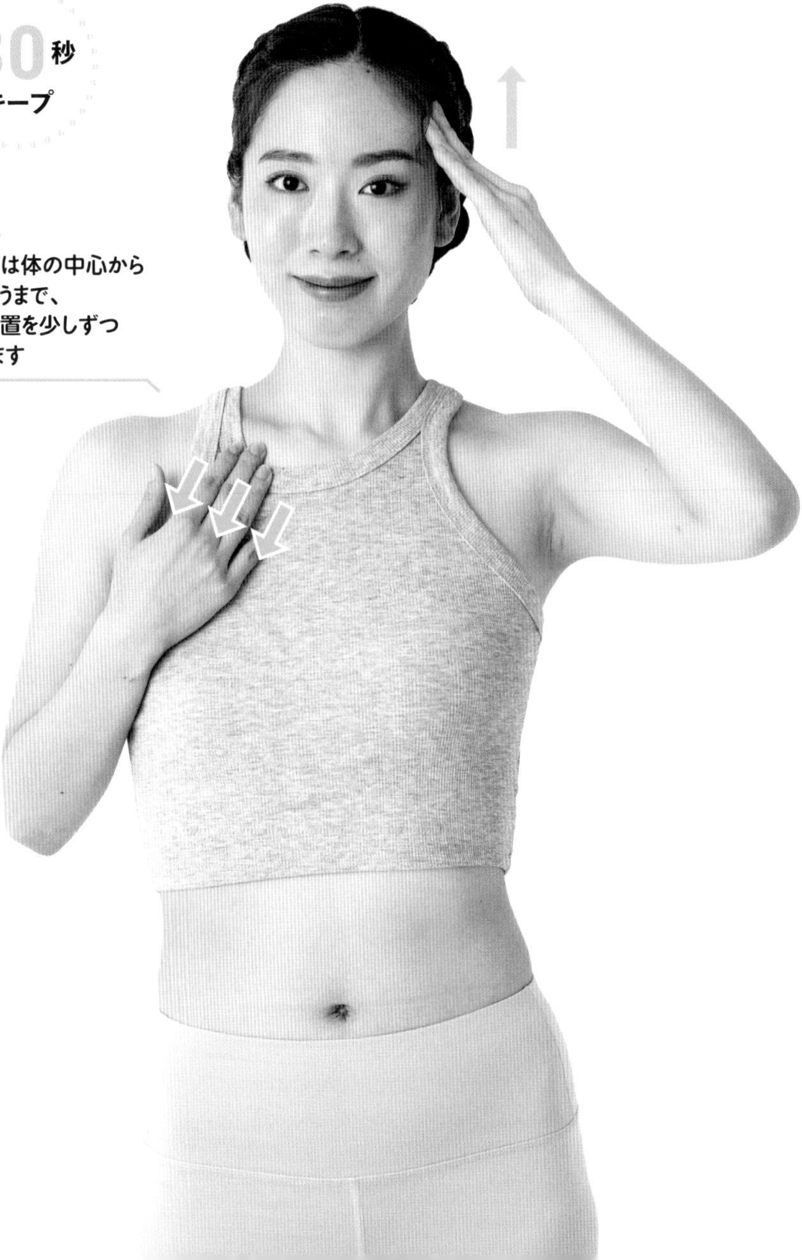

Point
鎖骨下は体の中心から
肩のほうまで、
指の位置を少しずつ
ずらします

4位 足元から腰痛をやわらげる

＼体験者のコメント／

不思議と腰のハリが軽くなりました!!

足元には、腰に関わる※反射区が集まっています。足元をもんだとき、「イタ気持ちいい」と感じたら、自覚がなくても腰がこっているサインです。また、足は毎日、靴下や靴にギュッと押し込まれ、こりやすい部位。1日の終わりにほぐしてあげると、腰も足もスッキリします。

整えるのはココ！

親指側の側面は腰、かかとは骨盤（仙骨、尾骨）、アキレス腱は坐骨神経に通じている。

1 床やいすに座り引き寄せた右足を左手でしっかりつかむ

＼動画でCheck／

※反射区とは、手や足にある、体の器官や内臓につながっているといわれる末梢神経が集まった箇所のこと

弊社発刊の書籍をお買い上げいただき誠にありがとうございます。皆様のご意見を参考に、よりよい企画を検討してまいりますので、下記にご記入のうえ、お送りくださいますようお願い申し上げます。

ご購入書籍

おうちでたった30秒

みかサロン流　ソロ整体

A 本書を購入されたきっかけは何ですか

1 店頭で偶然見かけた　2 著者を知っていた　3 このジャンルの本を探していた

4 宣伝やメディアを見て（具体的に：　　　　　）　5 その他（　　　　　）

B 本書を購入された決め手は何ですか（複数回答可）

1 タイトル　2 装丁　3 デザイン　4 価格　5 著者　6 付録動画　7 内容の豊富さ

8 動きのわかりやすさ　9 その他（　　　　　）

C 本書を購入された一番の目的は何ですか

1 コリの解消　2 美容・ダイエット　3 健康維持・不調改善　4 運動不足解消　5 勉強

6 その他（　　　　　）

D 本書でよかった点と、その理由もお聞かせください

（　　　　　:理由　　　　　）

E 本書の改善点があれば、その理由もお聞かせください

（　　　　　:理由　　　　　）

F 体の気になる部分、不調、悩みなどがあれば、お聞かせください

G 本書についてお気づきの点、ご感想、著者へのメッセージなどをお聞かせください

H 最近購入してよかった書籍、新刊のご要望などがあれば、お聞かせください

ご協力ありがとうございました。

料金受取人払郵便
豊島局承認
2772
差出有効期間
2024年9月30日まで
(切手不要)

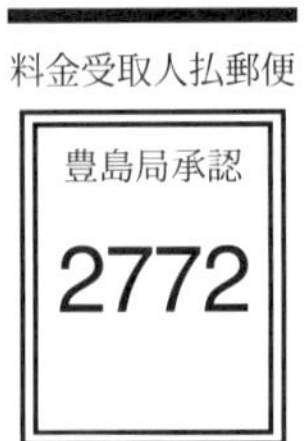

郵便はがき

170-8789

104

東京都豊島区東池袋3-1-1
サンシャイン60内郵便局
私書箱1116号

株式会社 高橋書店
書籍編集部 ⑲ 行

※ご記入いただいた個人情報は適正に管理いたします。取扱いについての詳細は弊社のプライバシーステイトメント(https://www.takahashishoten.co.jp/privacy/)をご覧ください。ご回答いただきましたアンケート結果については、今後の出版物の企画等の参考にさせていただきます。なお、以下の項目は任意でご記入ください。

お名前	年齢：　　　歳 性別：男・女
ご住所 〒　　－	
電話番号 －　　－	Eメールアドレス
ご職業 ①学生　②会社員　③公務員　④教育関係　⑤専門職 ⑥自営業　⑦主婦・主夫　⑧無職　⑨その他(　　　)	

裏面のご感想やご意見を匿名で、本の紹介や広告等に使用してもよろしいですか？ □はい □いいえ

今後の企画検討時に、アンケート等でご協力いただけますか？ □はい □いいえ

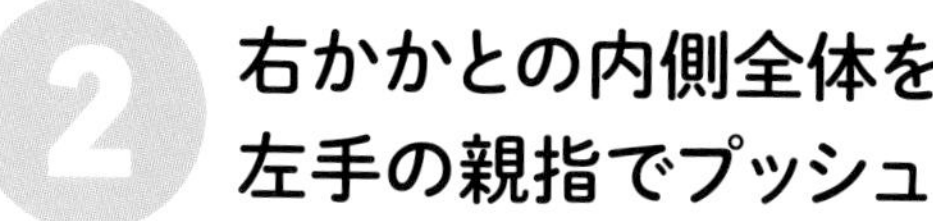

2 右かかとの内側全体を左手の親指でプッシュ

10回
×3セット

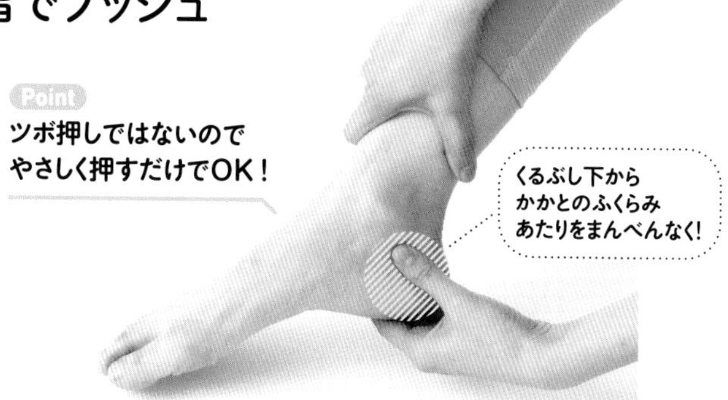

3 左手でアキレス腱をはさみ持ち指を上にずらしながらふくらはぎまでもむ

10回

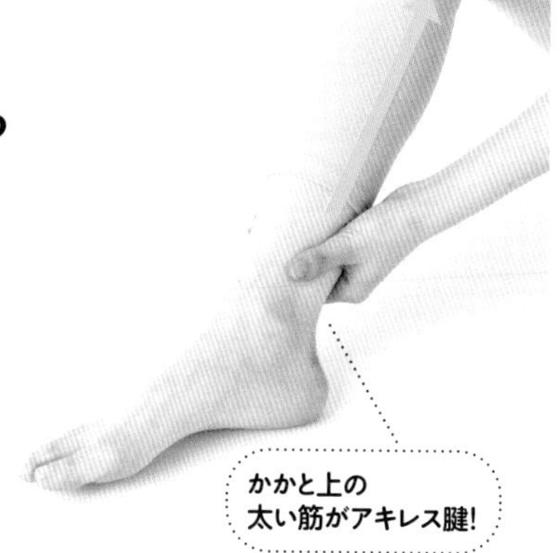

4 右手で足首、左手で足をつかみ足首を大きく回す

内回し・外回し
各10回

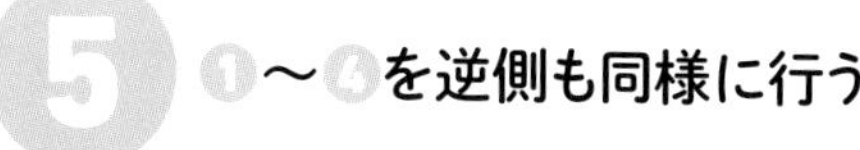

5 1～4を逆側も同様に行う

5位 眠気をさます

＼体験者のコメント／

ちょうど眠かったから助かった、なう

呼吸が浅く血の巡りが悪いと、脳が酸欠状態になり眠くなります。そんなときは指の間をグッと刺激。飛び上がるぐらい痛い方は、体の巡りがかなり滞っています。仕事中・勉強中に猛烈な眠気に襲われたら、即トライ。誰にも気づかれずできるのも心強いです。

整えるのはココ！

指と指の間の筋肉をほぐす。リンパの排泄をつかさどる反射区でもあるため、顔のむくみ解消にもよい。

1 右手の親指と人差し指で左手の親指と人差し指の間をしっかりつまむ

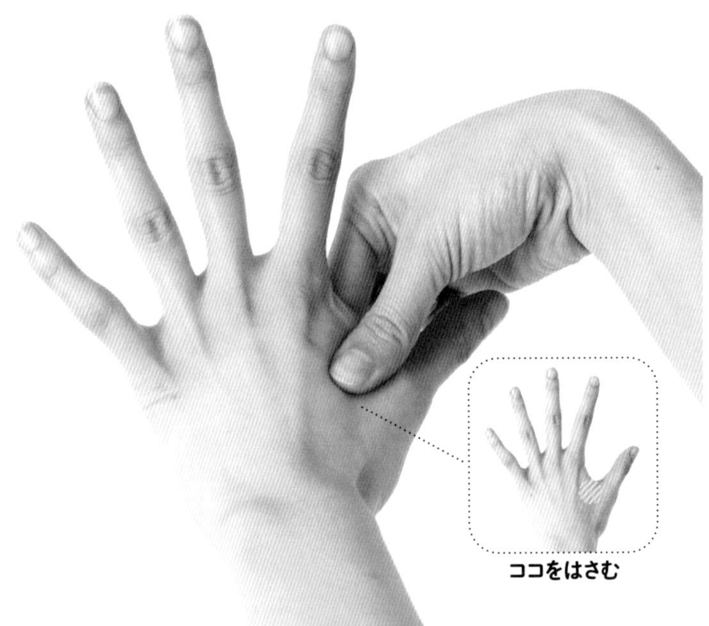

ココをはさむ

＼動画でCheck／

TOP5

肩・首まわり

頭・顔まわり

腕まわり

背中まわり

腰・お尻まわり

脚まわり

2 グッと強くつまんだら ゆっくりと引っぱり、放す

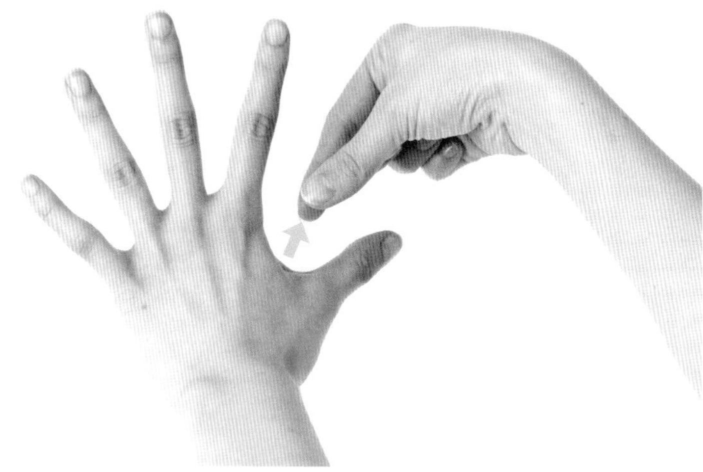

3 薬指と小指の間まで 順番に続ける

Point

ゆっくりとていねいに
行います。
とくに厚みのある親指と
人差し指の間は念入りに!

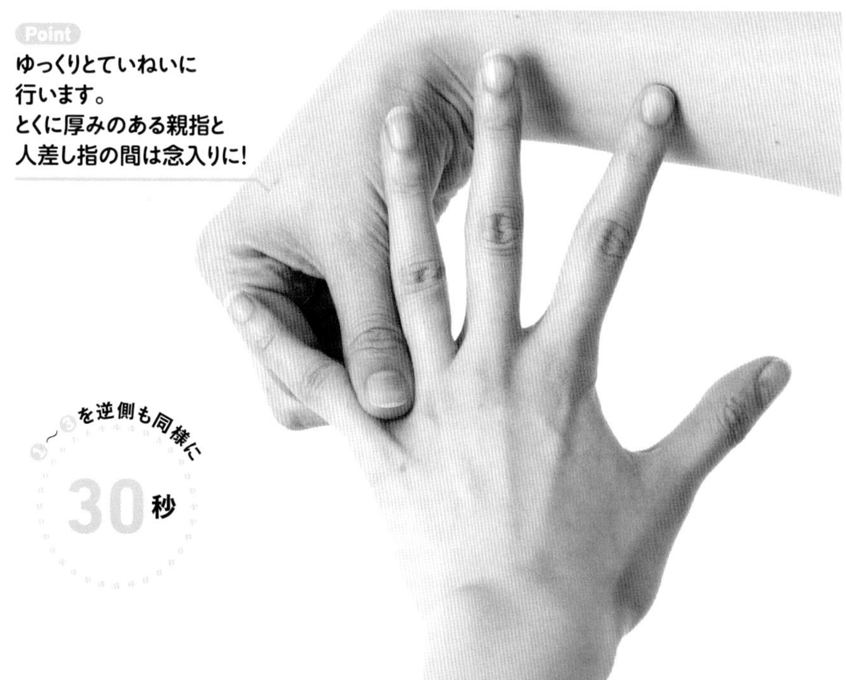

1〜3を逆側も同様に

30秒

TOP5の『ソロ整体』やってみてどうでしたか？

ソロ整体は、1回でも「気持ちいい」「楽になった」と感じられますが、さらに続けていくことで、「体が軽い」「体が動くようになった」と明らかな変化を実感するようになります。変化を感じるとやる気につながり、気持ちいいので続けることが苦になりません。

それから、「自分のコリの状態」をしっかり把握でき、どんどんうまく整えられるようになっていきます。何より「ちょこちょこと整える」＝「まめに体を動かす習慣がついた」ということ。これだけでも、とても大きな変化ですよね。

PART3では、部位別に不調やお悩みに効くソロ整体を紹介します。いろいろと試して「こんなときはこれをやると楽になるな」というメソッドをみつけ、こまめにほぐすことを習慣にしていきましょう。

PART 3

あらゆるお悩みを解決！

症状別『ソロ整体』

PART3では、さらに個々のお悩みに合った『ソロ整体』を紹介します。
コリや痛みのある部位や不調から探して、実践しましょう。
気に入ったメソッドを続けてもいいですし、
その日の体調や気分に合わせて、
毎日違うものを行っても効果を期待できます。

『ソロ整体』で整える 全身MAP

PART3では部位別に
不調やお悩みにあったソロ整体を紹介します。

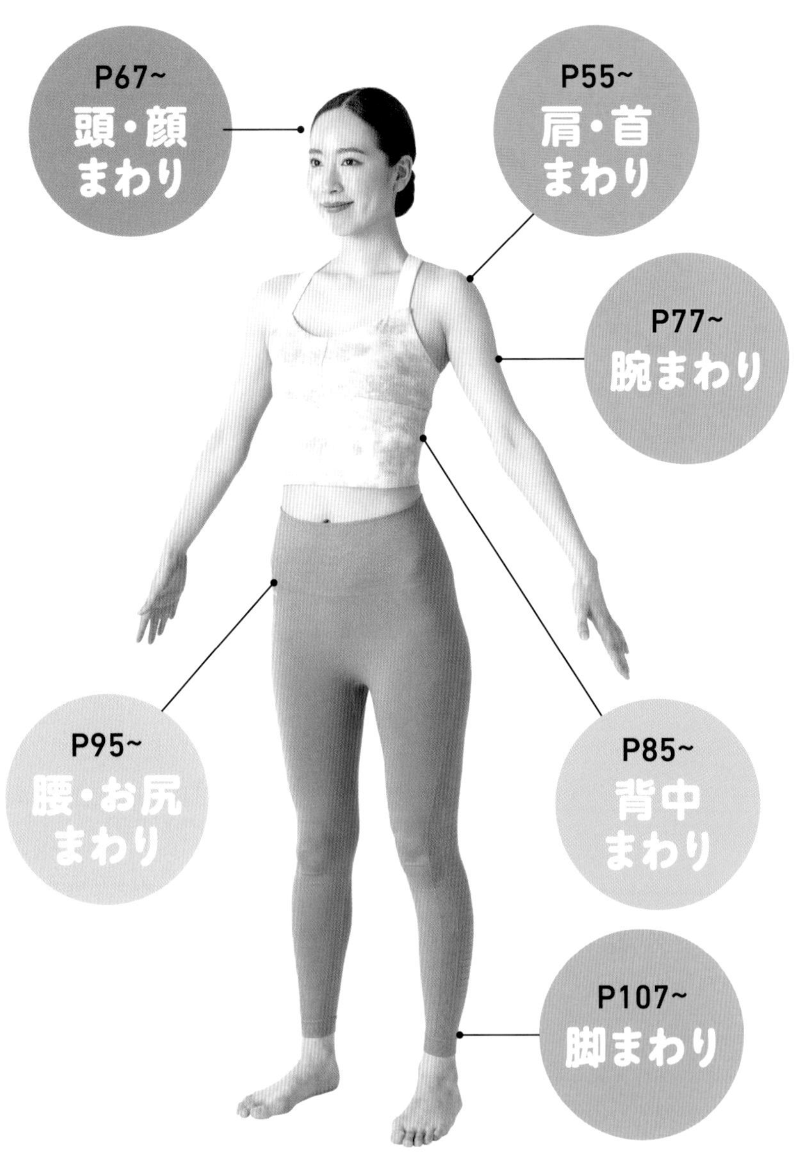

症状別
『ソロ整体』

肩・首まわりのお悩み解決

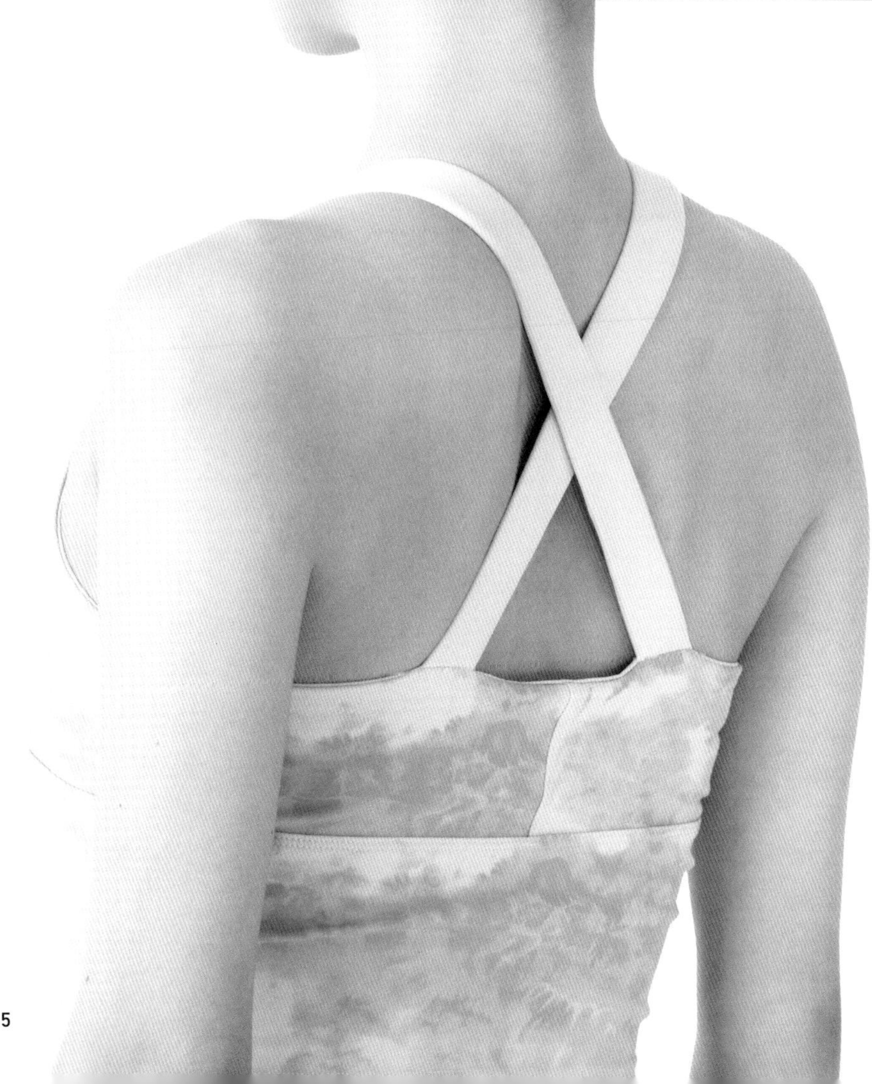

頑固な肩こりを解消する

＼体験者のコメント／

腕を回すと鳴っていたコリコリ音がなくなりました！

筋肉の疲労からくる肩こりに有効。ポイントは、胸の筋肉を押さえること。肩の筋肉は胸を刺激するとゆるむので、ただ腕を回すよりも、すばやく効果的にほぐれます。もう1つ大切なのは、ひじをしっかり「うしろに回す」こと。肩甲骨がググっと内側に動けば正解です。

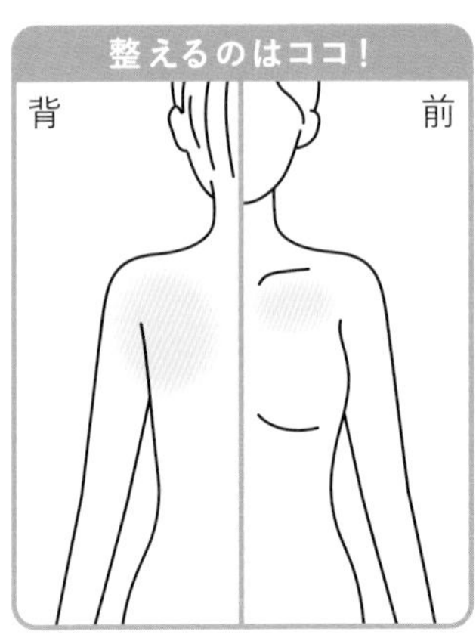

肩の関連筋である胸を刺激すると同時に、肩につながる腕や肩甲骨を動かす。姿勢改善にも効果的。

1 左わきから5㎝内側に右手の指を置き、左手を肩に置く

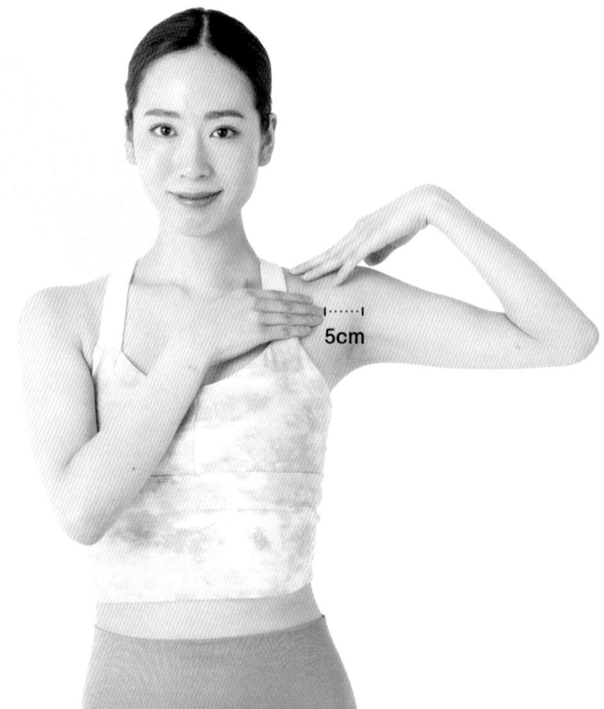

＼動画でCheck／

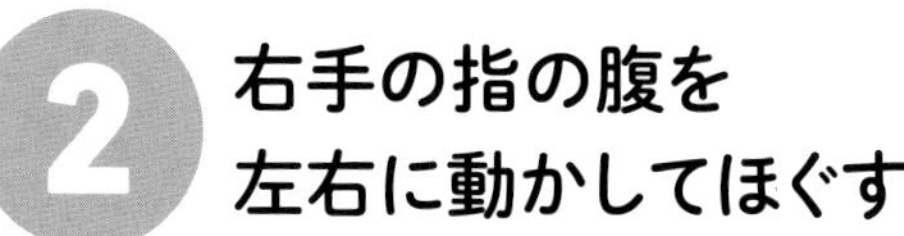

2 右手の指の腹を左右に動かしてほぐす

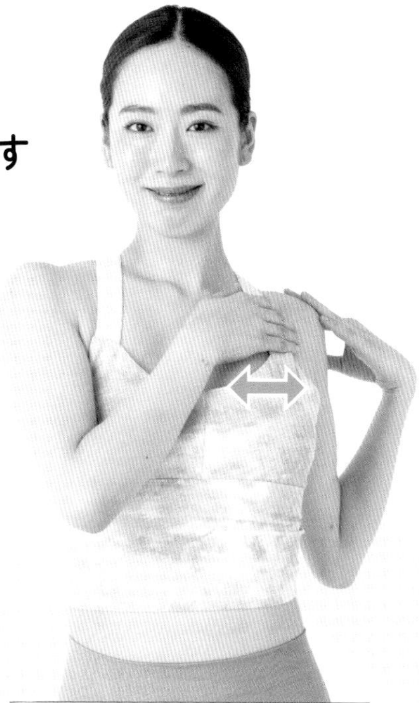

30秒

Point
ひじをできるだけ
遠くに回すよう
意識しましょう

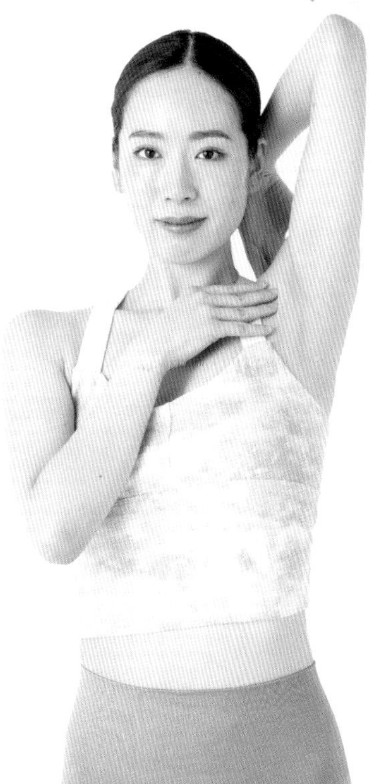

10回
×2セット

3 右手を置いたまま、左ひじを前から大きく回す

4 ❶〜❸を逆側も同様に行う

四十肩・五十肩を予防する

＼体験者のコメント／

上がらなかった腕が上がるようになり、ビックリです

四十肩・五十肩の要因は、猫背や生活習慣により肩周りの動きが少なくなること。肩周りの血液循環が悪化して炎症を起こし、ある日突然発症します。一度痛めると治るのに時間がかかり、とてもつらい思いをされる方も少なくありません。未然に防ぐことが大切です。

整えるのはココ！

肩甲骨の外側・わきの下の筋肉（大円筋、棘下筋）を整える。

1 右手で左わきを前からつかむ

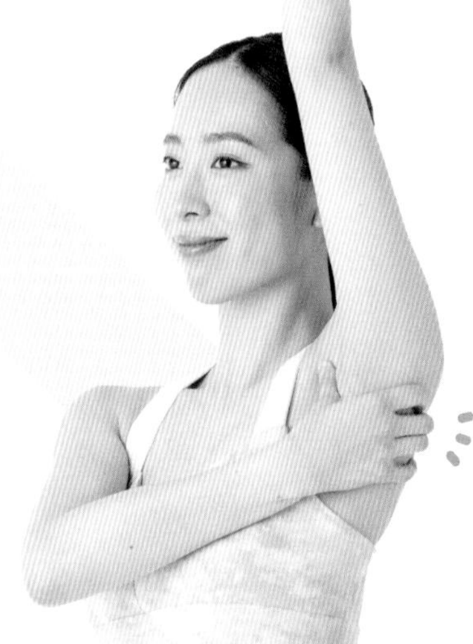

＼動画でCheck／

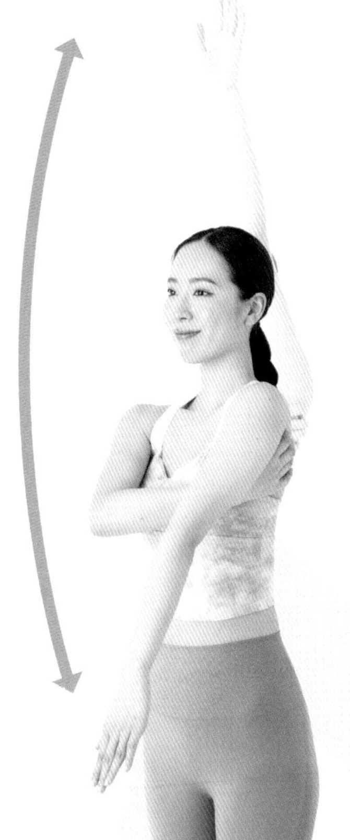

2 左腕を伸ばして
つけ根から
上下に振る

10回
×3セット

3 右手で左わきを外側からつかむ。
伸ばした左腕を肩の高さで
つけ根から左右に振る

10回
×3セット

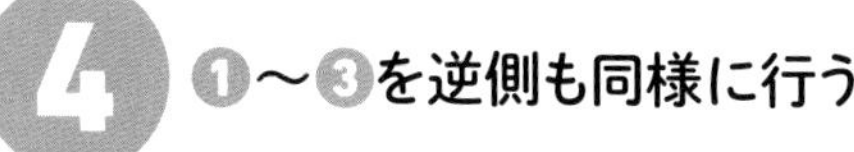

4 ❶〜❸を逆側も同様に行う

首こりを解消する

＼体験者のコメント／

首のハリがとれて軽くなりました！

多くの現代人にみられる前かがみ姿勢。首の筋肉はつねにうしろから頭を引っぱり上げているため、疲労が蓄積。ガチガチに固まっています。ただ首を横に傾けるのではなく、ちょっとした腕の動きを加えるだけで、驚くほど首すじが伸びます。

整えるのはココ！

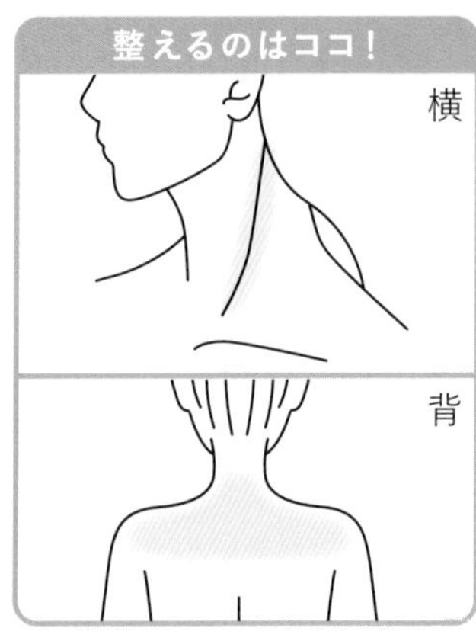

胸鎖乳突筋、僧帽筋上部を始め、さまざまな首周りの筋肉にアプローチ。姿勢改善にもつながる。

1 両手をつかみ 腰の左側に手の甲をつける

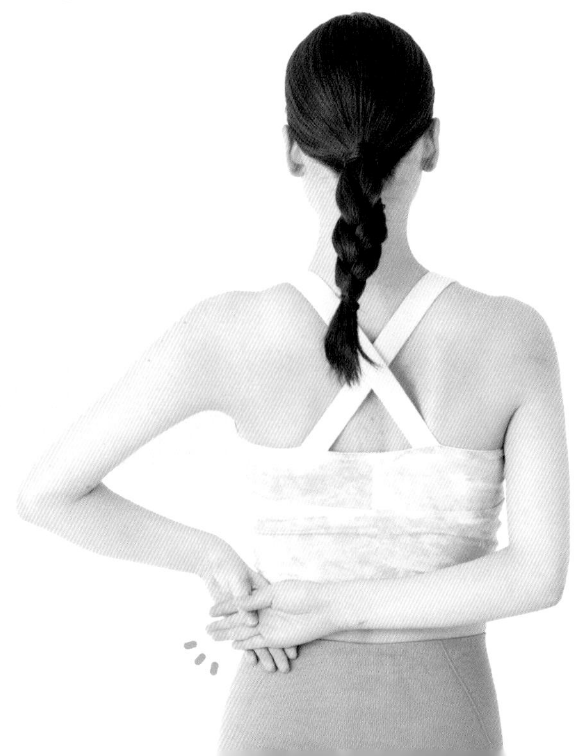

＼動画でCheck／

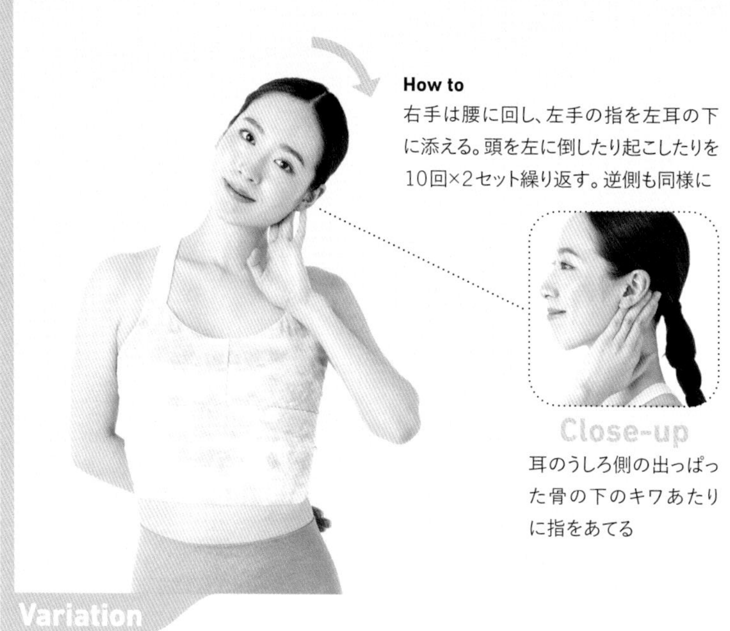

Variation

How to

右手は腰に回し、左手の指を左耳の下に添える。頭を左に倒したり起こしたりを10回×2セット繰り返す。逆側も同様に

Close-up

耳のうしろ側の出っぱった骨の下のキワあたりに指をあてる

2 息を吐きながら頭を左に倒す

逆側も同様に
30秒キープ

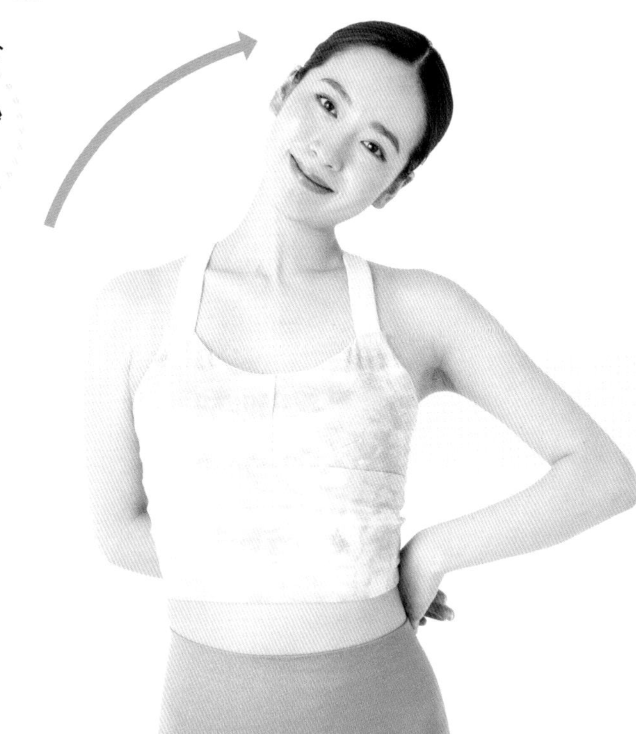

＼体験者のコメント／
気になっていたこと。がんばって続けます

脱スマホ首

スマートフォンをのぞき込む姿勢は、頭を支える首に負担がかかります。頭の重さは体重の1／10。大人であれば5、6kgはあるからです。また、スマホ首を放置すると、顔の皮ふも下がって老け顔にまっしぐら！ まめに首の位置を整えて、コリも老け顔も予防しましょう。

整えるのはココ！

本来の姿勢よりも頭の位置が前に出るスマホ首。前側が縮み、うしろ側が伸びた首の筋肉のバランスを整える。

1 両腕を胸の前で交差し、両手を肩に置く。力を抜いて肩を下げる

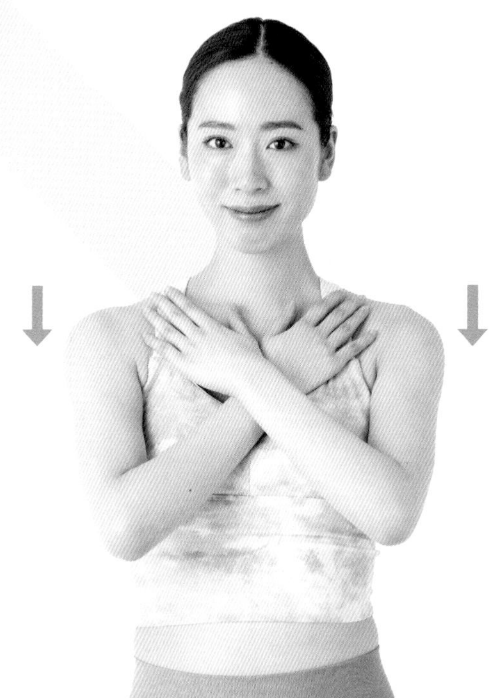

＼動画でCheck／

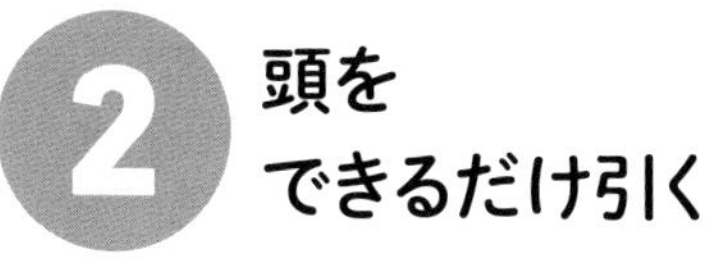

2 頭を できるだけ引く

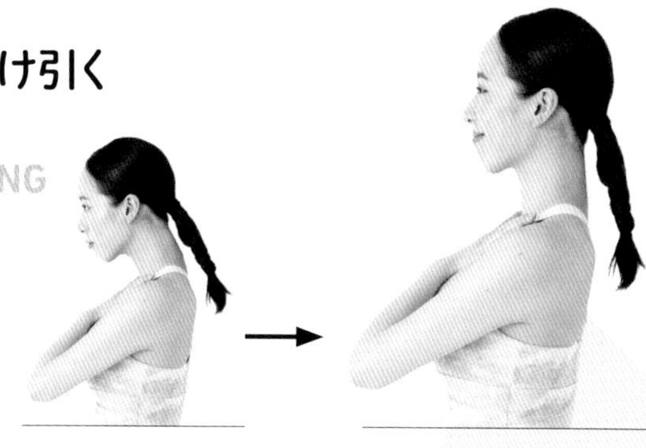

3 息を吐きながら ゆーっくりと あごを天井に向ける

15秒キープ

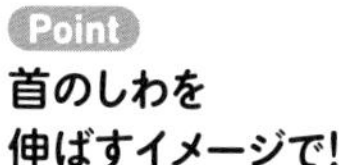

Point
首のしわを
伸ばすイメージで!

Point
腰がそらないよう
注意

鎖骨美人になる

\体験者のコメント/

キレイな鎖骨に憧れます〜。やってみます!

左右の鎖骨が斜めになっていませんか? 肩に力が入ると、筋肉がギュッと縮み上がります。これが続くと肩の力が抜けなくなり、肩・首のコリや頭痛を誘発します。緊張しやすい方やがんばりやさんほど、まめにやさしくゆるめてあげましょう。

整えるのはココ!

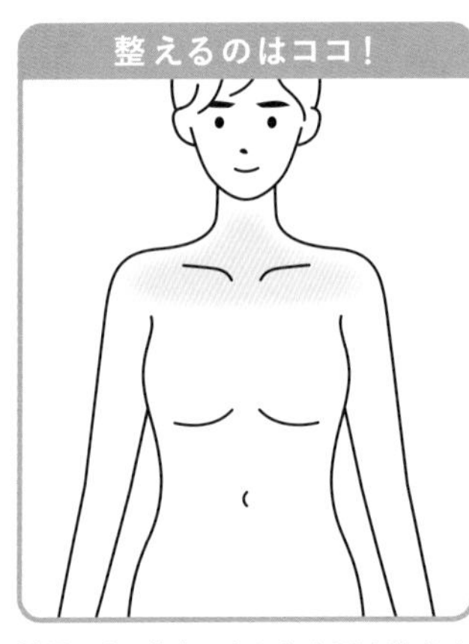

鎖骨から、前方にねじれた肩を整える。

1 右手を左鎖骨に置き、左肩を大きく上げ下げする

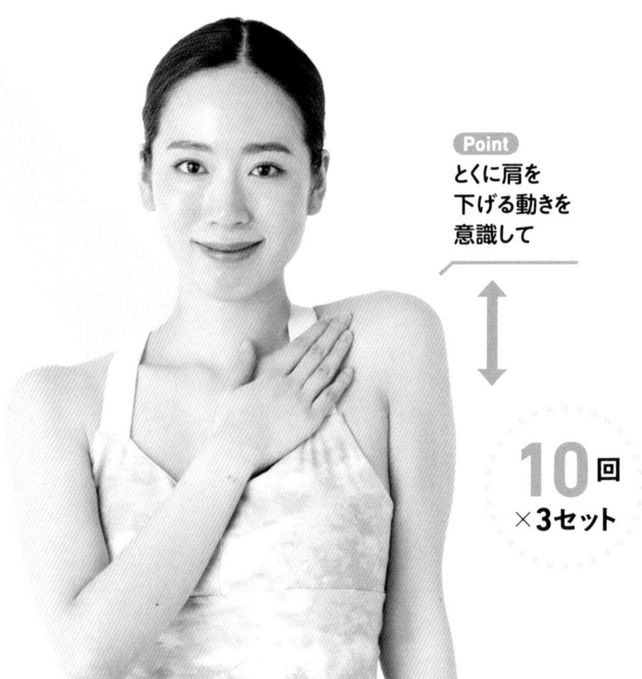

Point
とくに肩を下げる動きを意識して

10回 ×3セット

\動画でCheck/

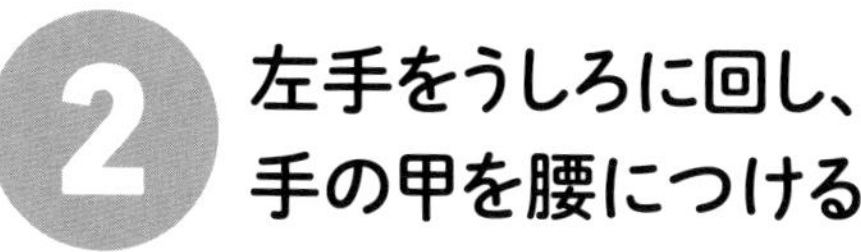

2 左手をうしろに回し、手の甲を腰につける

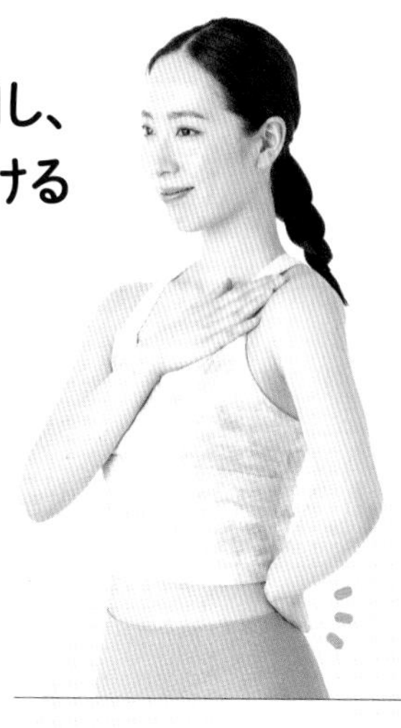

3 左ひじをゆっくりと大きく前後に動かす

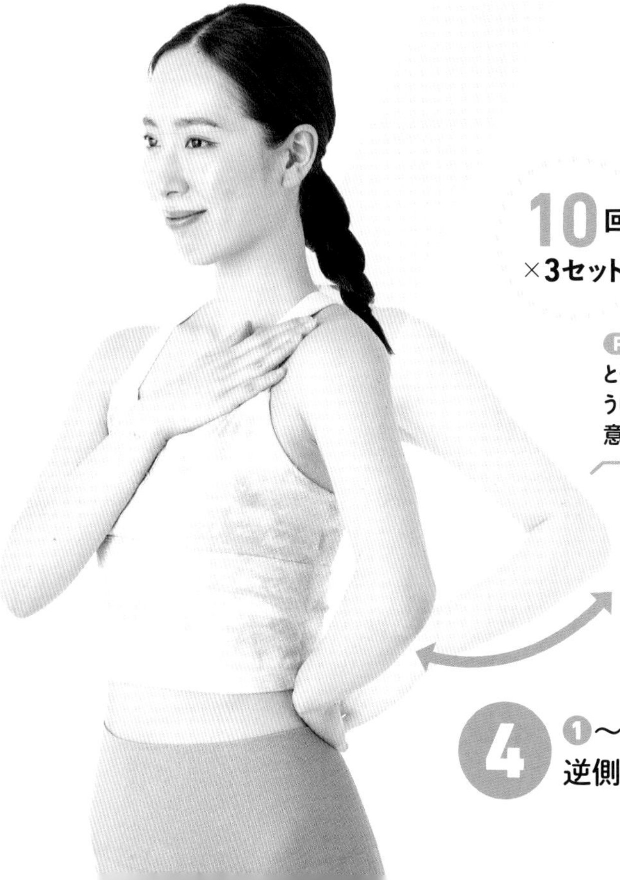

10回 ×3セット

Point
とくにひじを
うしろに振る動きを
意識して

4 ❶～❸を逆側も同様に行う

Column 1

身近なモノでらくらくソロ整体！

腕ほぐし

使ったのはコレ

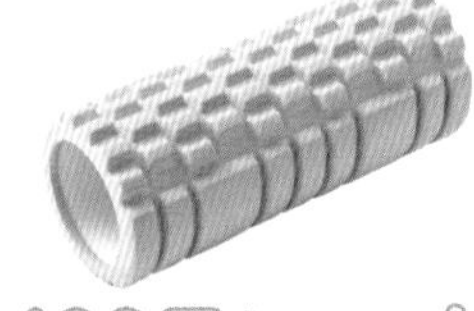

100円ショップのフォームローラー

道具を使うと、筋肉の深いところまで簡単にアプローチできます。こちらは100円ショップでも手に入るフォームローラーを使ったわき&腕ほぐし。腕の疲れがとれるうえ、続けるとほっそりしてきます。

＼動画でCheck／

How to

フォームローラーを壁につけて、わきの下を押し当てる。わきの下から二の腕をローラーを転がしながら刺激。逆側も同様に各10回3セット

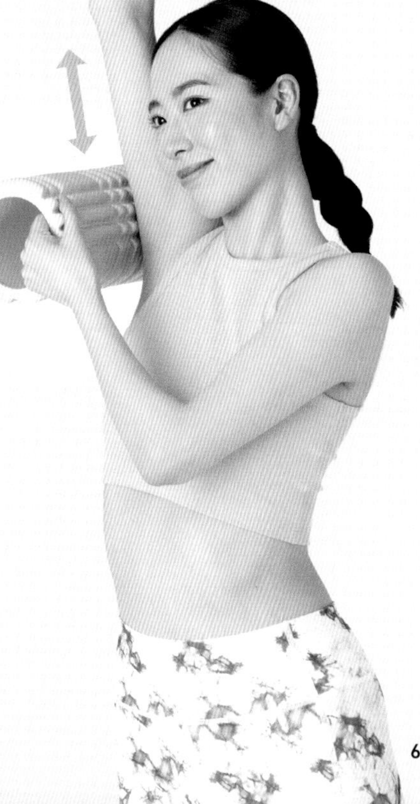

症状別
『ソロ整体』

頭・顔まわりのお悩み解決

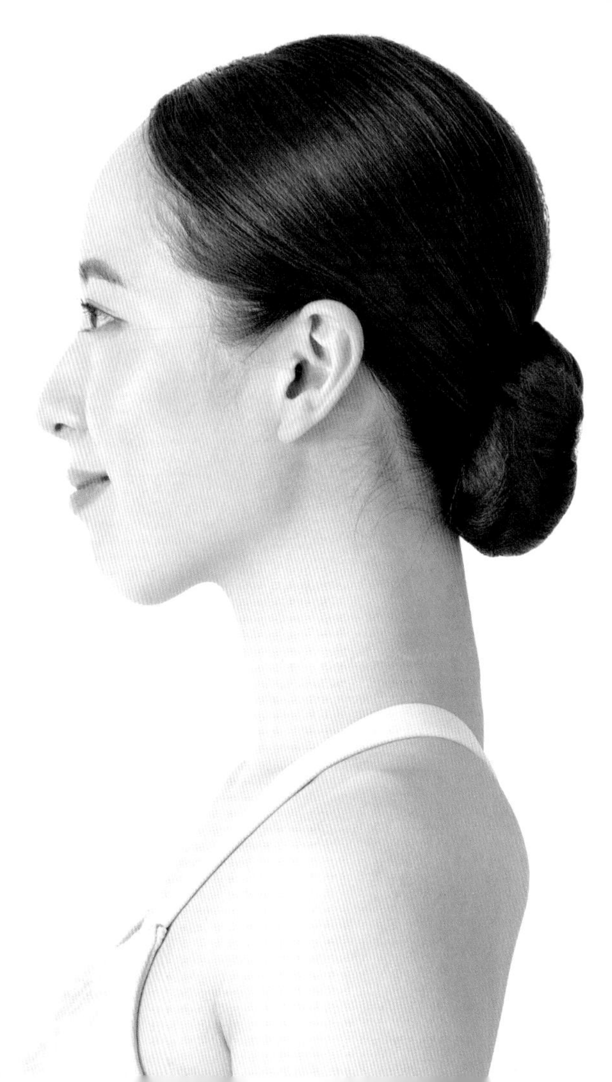

頭痛解消&頭スッキリ

＼体験者のコメント／
これは気持ちいい〜！ よくなりました

頭がガチガチに固まり血流が悪くなると、脳の酸素も栄養も不足。記憶力、思考力、集中力、判断力など、さまざまなパフォーマンスが低下します。そこで、頭の筋肉をじんわりとほぐし、血液とリンパ液の流れを促進。顔のリフトアップや眼精疲労の解消も期待できます。

整えるのはココ！

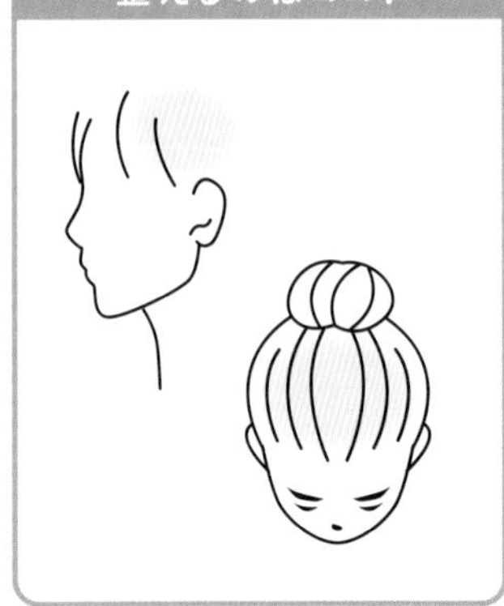

側頭筋から頭頂部（百会（ひゃくえ）のツボ）をめがけて頭部の筋肉をほぐし、血液を巡らせて脳を活性化。

1 頭の左右から、髪をかき分けて両手の指の腹で頭皮をとらえる

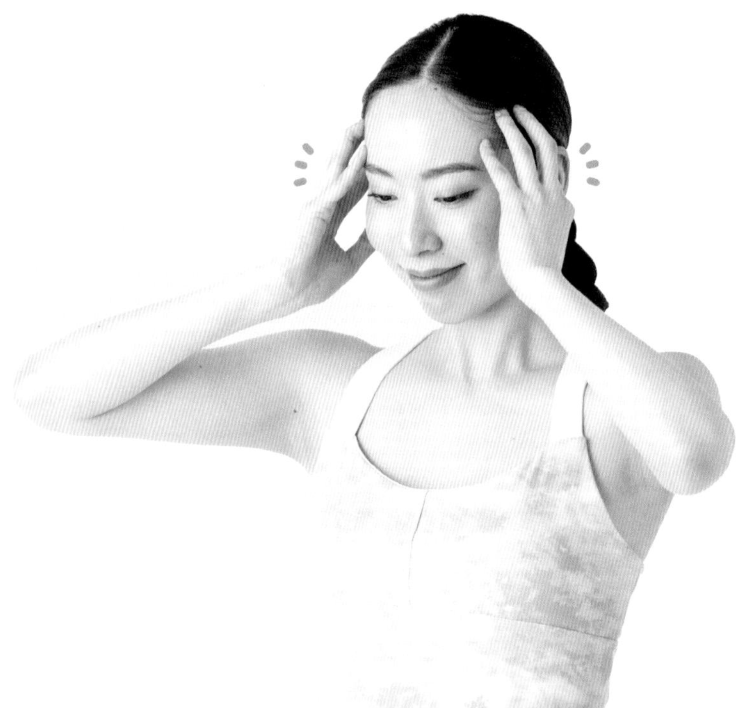

＼動画でCheck／

2 頭のてっぺんに向かって3秒かけて両手をスライド

Point
爪を立てず、指の腹でグーッと頭皮を持ち上げましょう

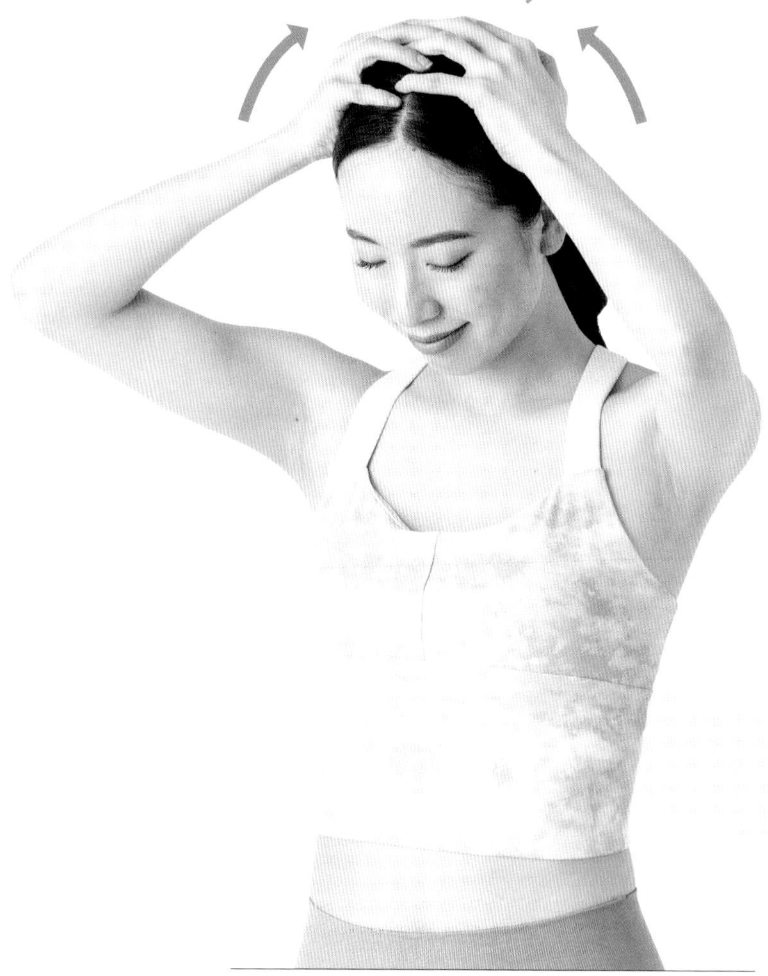

3 3秒かけてゆっくりと指を離す

❶〜❸を

3回

顔のむくみをとる

＼体験者のコメント／
むくみがとれて目が開いた感じがしますー!!

就寝中は日中ほど表情筋を動かさないため、体の巡りが停滞。朝起きた瞬間は、どうしても顔がむくみやすいので、洗顔ついでにリンパを流しましょう。フェイスラインがスッキリするだけでなく、くすみや肌荒れのお悩み、リフトアップにも効果的です。

整えるのはココ！

鎖骨下・わきの下・耳下にアプローチ。お風呂あがりなどにオイルや乳液を使いながら行うのもよい。

1 左の鎖骨の下を中心からわきに向かって、右手の指をずらしながら押していく

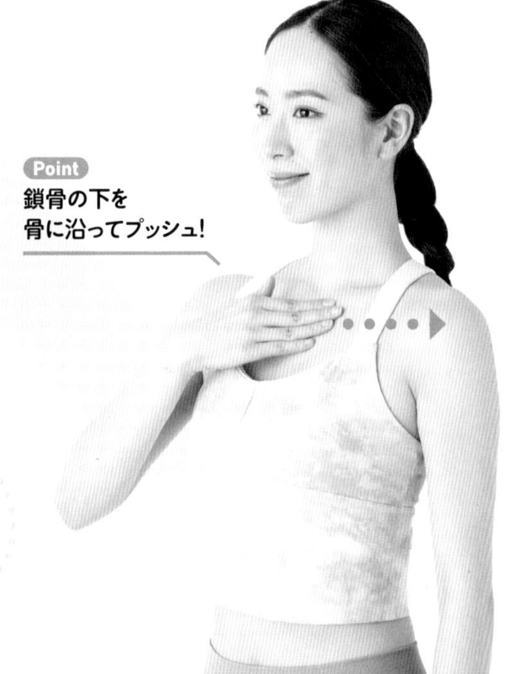

逆側も同様に
10回

＼動画でCheck／

TOP5

肩・首まわり

頭・顔まわり

腕まわり

背中まわり

腰・お尻まわり

脚まわり

2 両手の指で肩先から肩、首の横、耳下までやさしくさすり上げて……

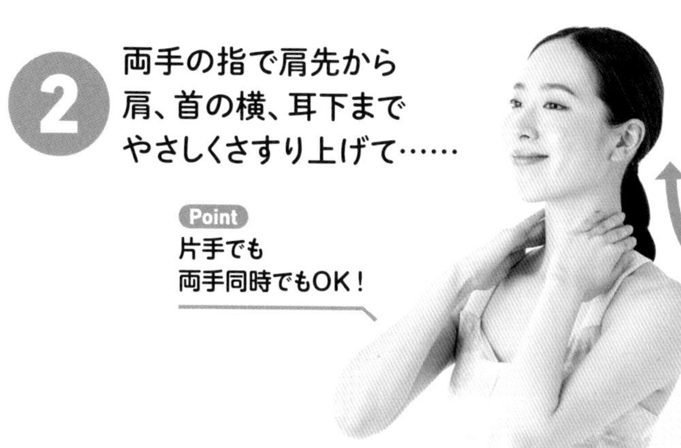

Point
片手でも
両手同時でもOK！

3 両手を耳のうしろにつけたら、皮ふをグーッと持ち上げる

10秒キープ

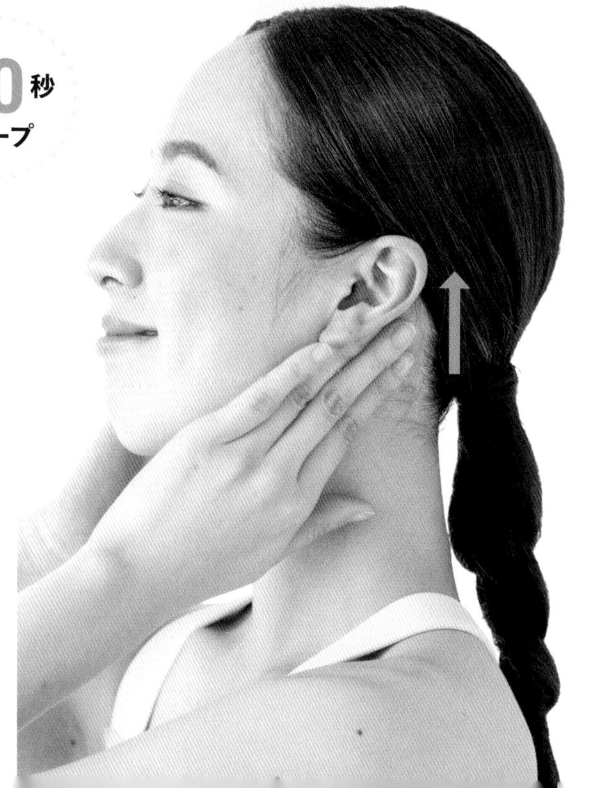

目の疲れをとる

＼体験者のコメント／

デスクワークでシバシバした目が一瞬でスッキリしました

整えるのはココ！

ひたいを覆う前頭筋という筋肉にアプローチ。

デジタル機器の使用による疲れやコリを解消する頭皮マッサージ。10円玉くらいの半円を描きながら、ゆっくりていねいにプッシュ。目の周りの緊張した筋肉をほぐしましょう。ひたいをほぐすと、高いリラックス効果も得られます。

1 おでこの中心、髪の生え際に、両手の人差し指・中指・薬指の腹をつける

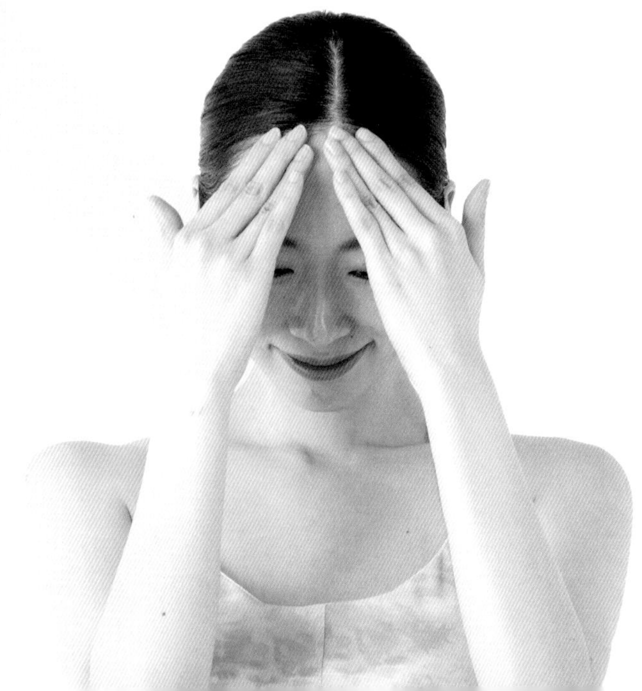

＼動画でCheck／

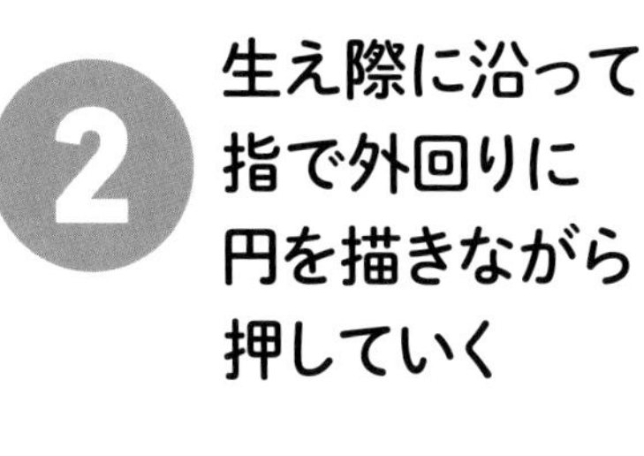

2 生え際に沿って指で外回りに円を描きながら押していく

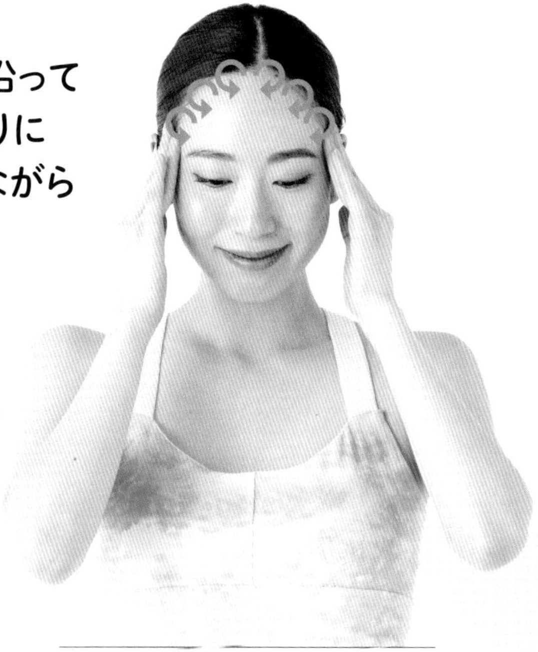

Point
呼吸を止めずに
やさしくゆっくり続けます

3 こめかみまできたらジワーッと軽く押す

10秒

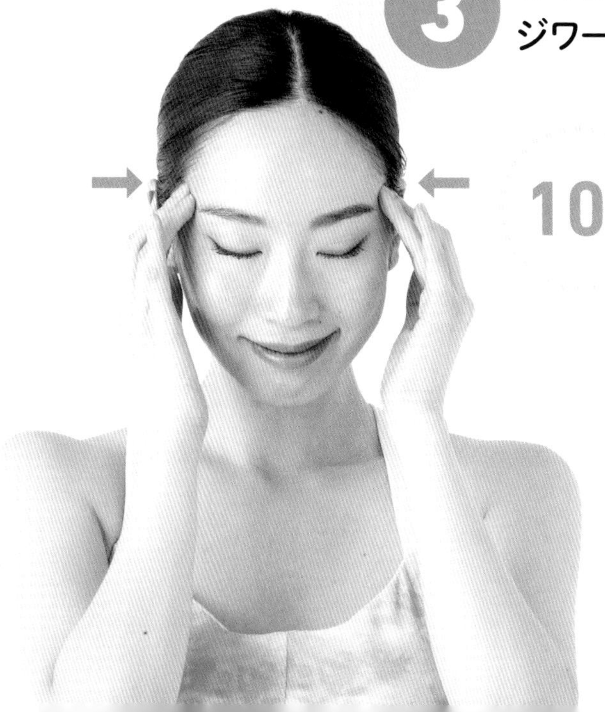

寝つきをよくする

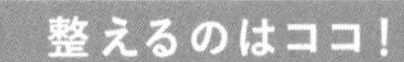

\体験者のコメント/

マジで眠れました。ありがとうございます!

最近は就寝の直前まで、デジタル機器の画面をみることも当たり前に。でも、脳は興奮状態になり「なかなか寝つけない」という悩みの原因になります。目の周りを温め、は～と吐く息とともに体の力を抜いて、就寝モードにスイッチ。寝る前やお風呂あがりにおすすめです。

整えるのはココ!

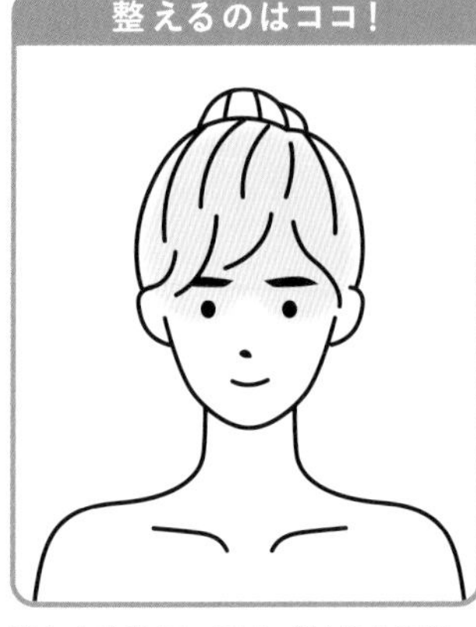

脳と自律神経の副交感神経を優位にする。

1 両手のひらをこすって手を温める

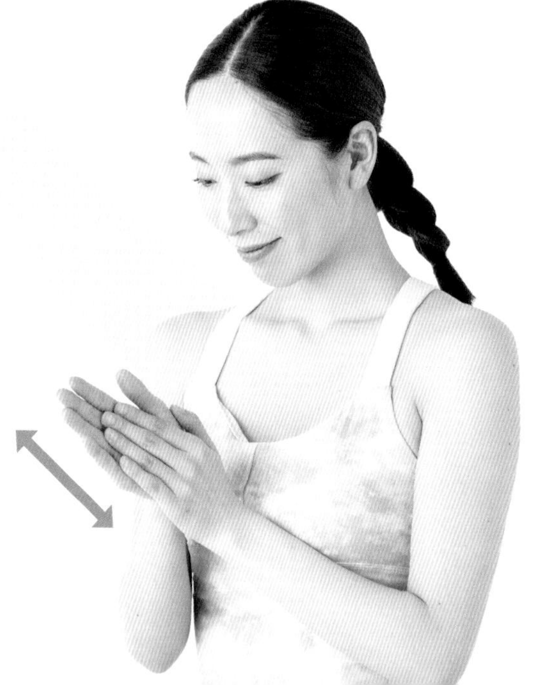

2 温めた手を目にあてる

30秒キープ

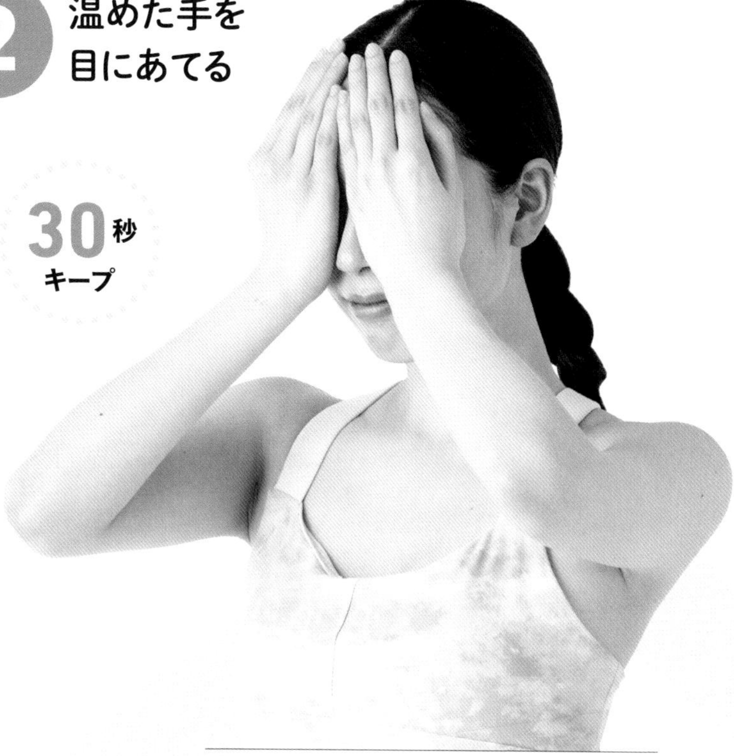

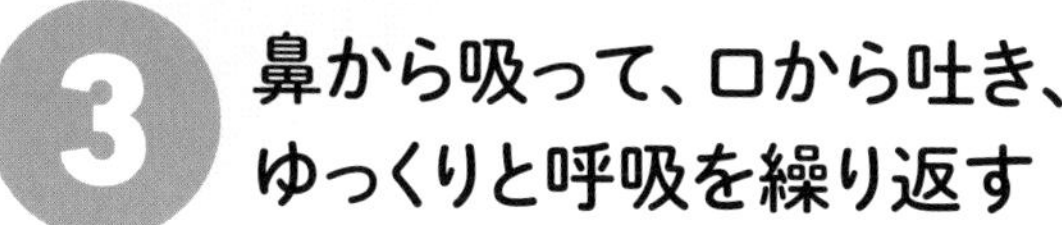

3 鼻から吸って、口から吐き、ゆっくりと呼吸を繰り返す

10回×2セット

Point
吐く息を長ーくしましょう!

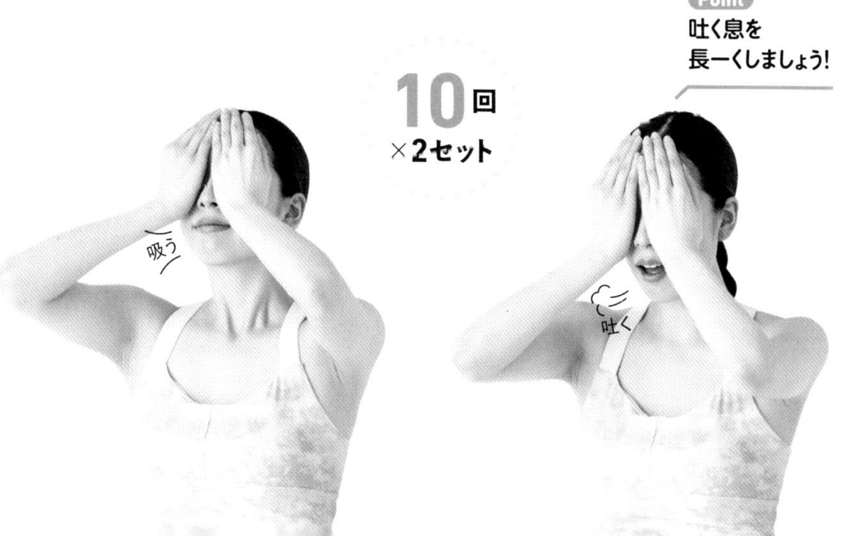

Column 2

身近なモノでらくらくソロ整体！

ストレス解消

1日中座りっぱなしの方におすすめ！ いわずと知れた青竹踏みで、自宅で手軽に有酸素運動をしましょう。足裏を刺激すると全身が整い、脳がリフレッシュ。ストレス解消にもなります。

使ったのはコレ

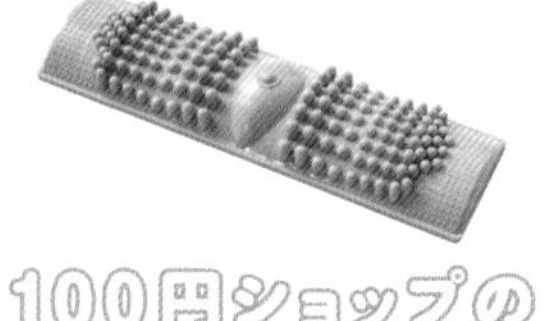

100円ショップの
青竹踏み

＼動画でCheck／

How to

青竹踏みの上で足踏みしながら、両腕を上上、横横、前前、下下、と伸ばす。続いて、片腕ずつ交互に上上、横横、前前、下下と伸ばして、2回繰り返す。音楽1曲分続ける

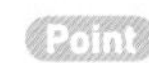

楽しく体を動かすことも
脳には大切!
好きな音楽で続けて

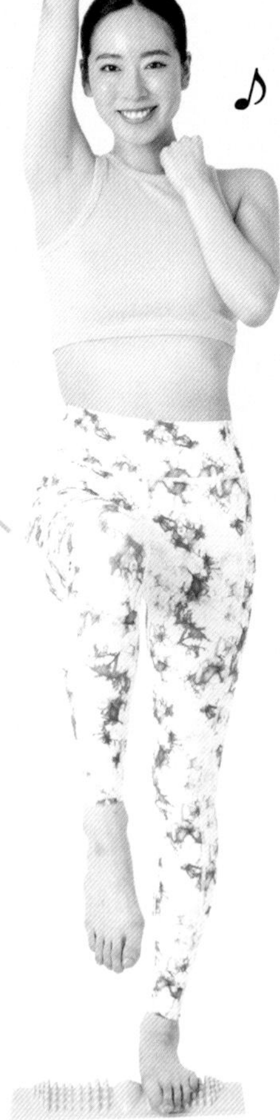

症状別
『ソロ整体』

腕まわりのお悩み解決

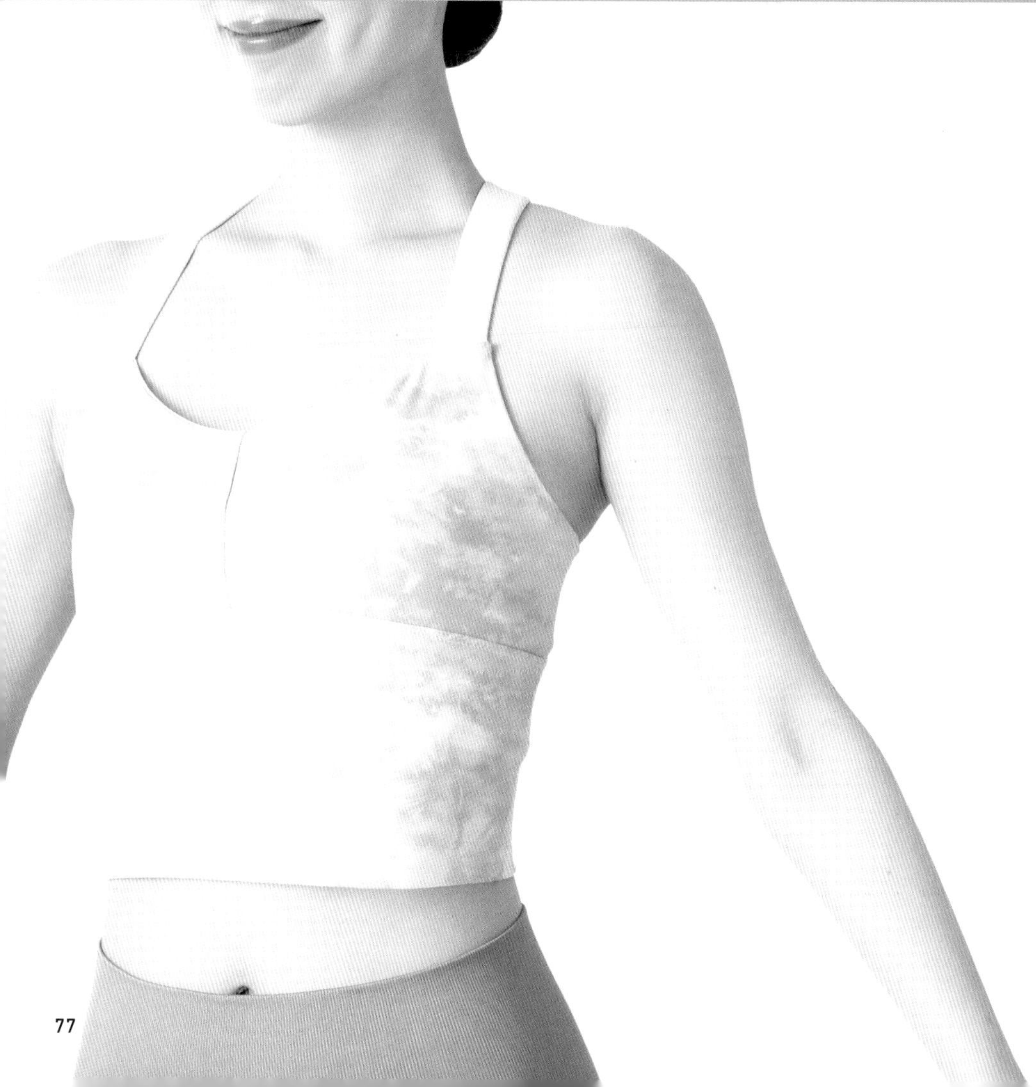

二の腕の引き締め

＼体験者のコメント／

腕のだるさが一気に軽くなりました！

わきの下のリンパ節に隣接する二の腕は、老廃物がつまるとむくみやすい部位。つかむと痛かったり、ぽよーんと肉がもたついたりしている人は危険信号です。腕の裏側から、滞ったわきの下のリンパ節を解放。血流とリンパをドバっと流し、スッキリとした二の腕に。

整えるのはココ！

日常生活ではほとんど使われない腕の裏側の筋肉、上腕三頭筋を刺激。

1 曲げた左ひじを天井に向け、右手で上からつかむ

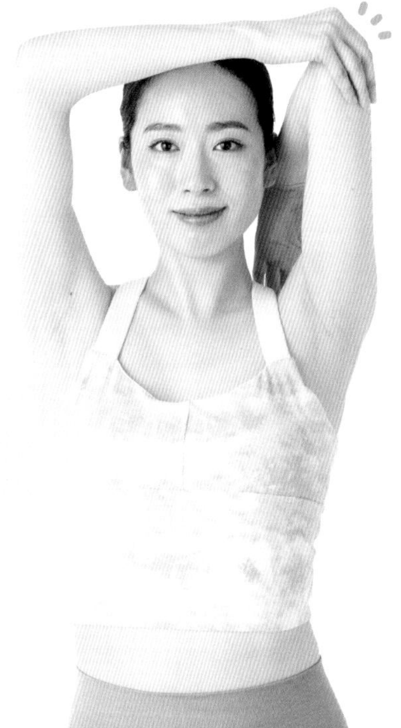

＼動画でCheck／

TOP5

肩・首まわり

頭・顔まわり

腕まわり

背中まわり

腰・お尻まわり

脚まわり

逆側も同様に
30秒
キープ

How to
曲げたひじを逆側の手で前から押す。
30秒キープ

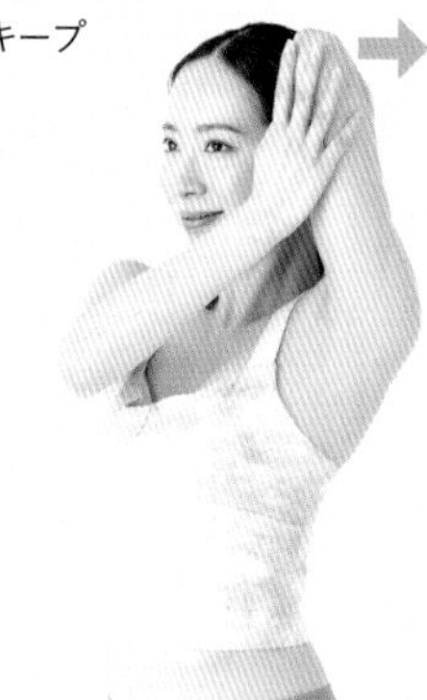

Easy

Point
肩関節を痛めないようむりは禁物。難しい人はEasyから始めて

2 息を吐きながら右手で左ひじをできるだけ後方へ引く

\体験者のコメント/

母が久々に肩を回せて歓喜していました！

腕の疲れをとる

ひじから先の前腕は、手の影響を受けやすい部位。手は朝起きてから夜寝るまで使い続けるため、その疲れが前腕にどんどん蓄積されます。長時間パソコン作業する人、手作業の多い人はとくにこりやすいです。仕事の合間にできるので、ちょこちょこ手を休めましょう。

整えるのはココ！

手指から前腕全体をケア。手指のソロ整体（P82）と続けて行うと効果も得やすい。

1 左腕を肩の高さで前に伸ばし、右手をそえて、左の手のひらを正面に向ける

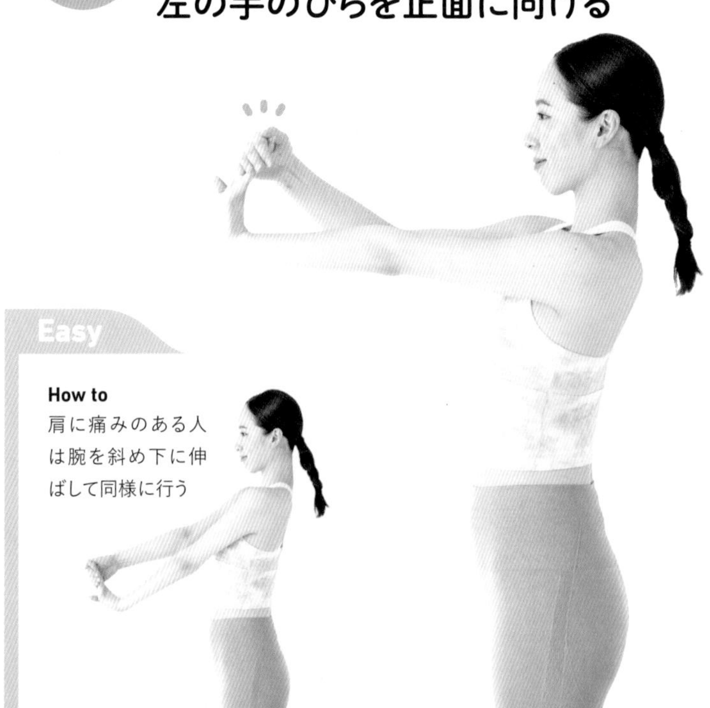

Easy

How to
肩に痛みのある人は腕を斜め下に伸ばして同様に行う

\動画でCheck/

2 右手で左手を前から押して手首をそらしたり手首を曲げて左手の甲を前から押したりする

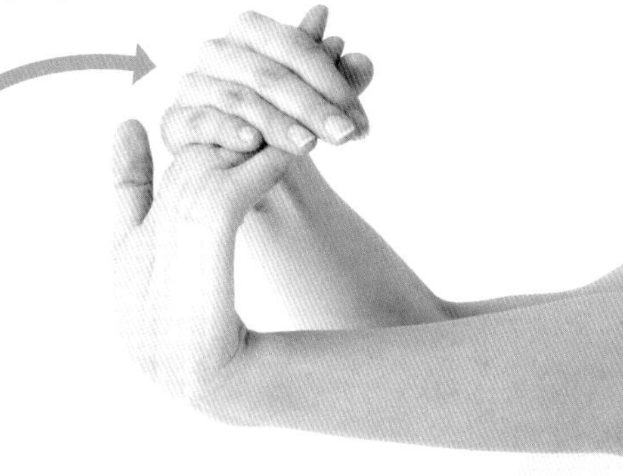

各10回

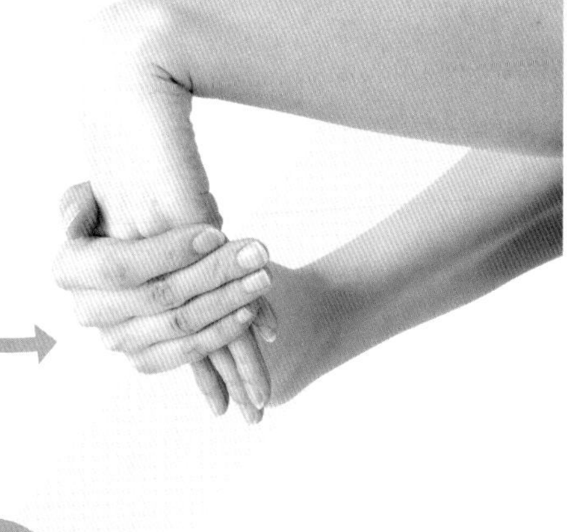

3 ❶❷を逆側も同様に行う

4 両手を組み合わせて手首を回す

右回し・左回し

各30秒

手指の疲れをとる

＼体験者のコメント／

手だけじゃなくて、肩と腕もスッキリしました

親指と人差し指の間をストレッチ。しっかり伸ばすと、手指はもちろん、腕から肩までコリがゆるんできます。このストレッチの前後で、首をうしろに回してみてください。あとのほうがしっかり回ることを実感できます。前腕のソロ整体（P80）と一緒に行うと、より効果的。

整えるのはココ！

指を開いたり閉じたりするときに働く、親指と人差し指の間の筋肉を伸ばす。

1 左手の人差し指と親指を「L字」になるように開く

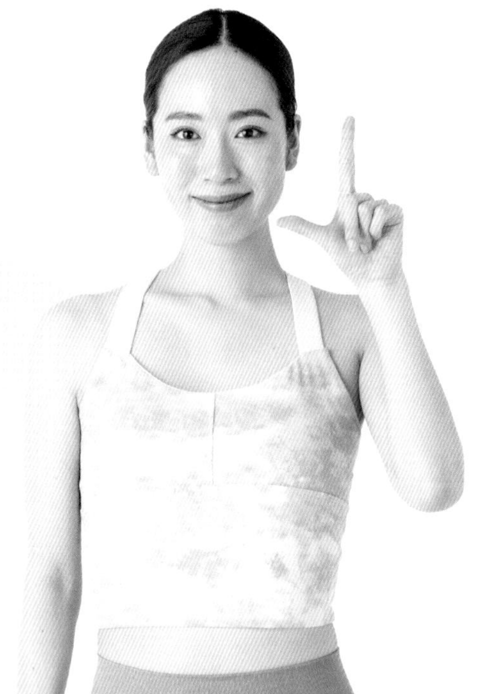

＼動画でCheck／

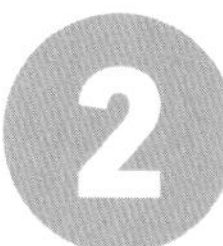

2 親指と人差し指を ゆっくりと床に押しつけて、指の股をしっかり開く

逆側も同様に

30秒

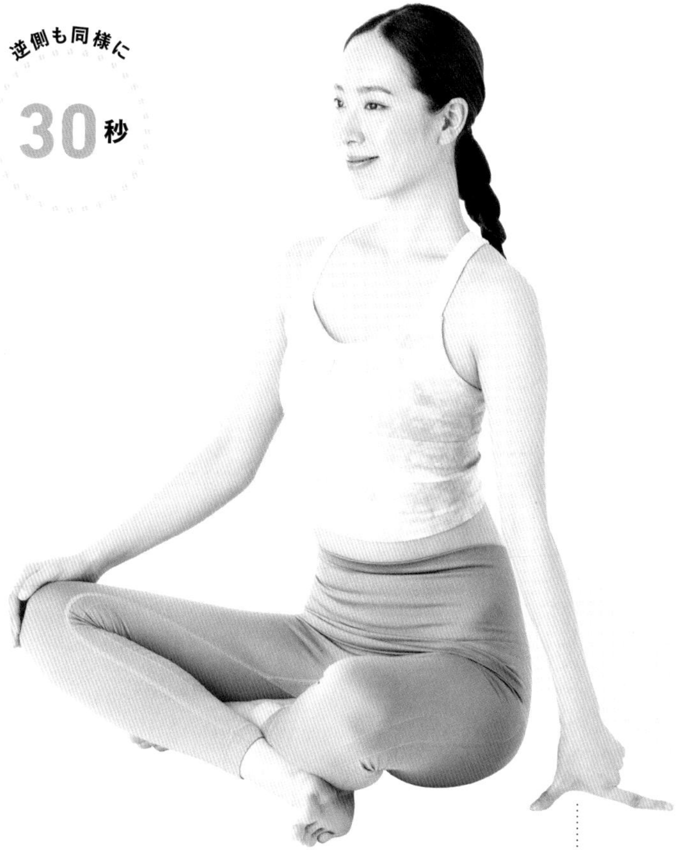

Check!
この整体の前後に首をうしろに回してみると、はじめより首が回るようになることを実感できます

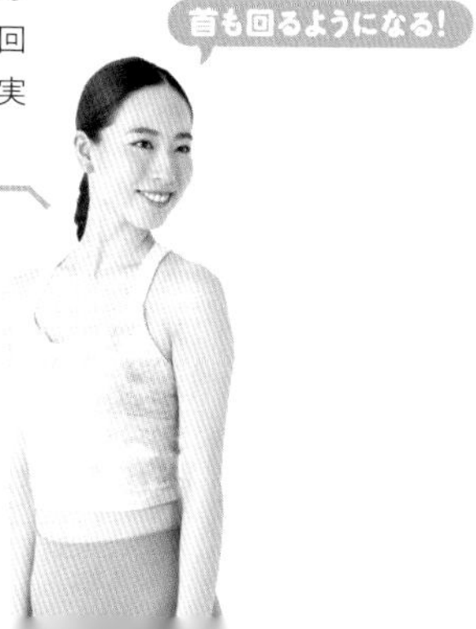

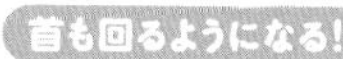

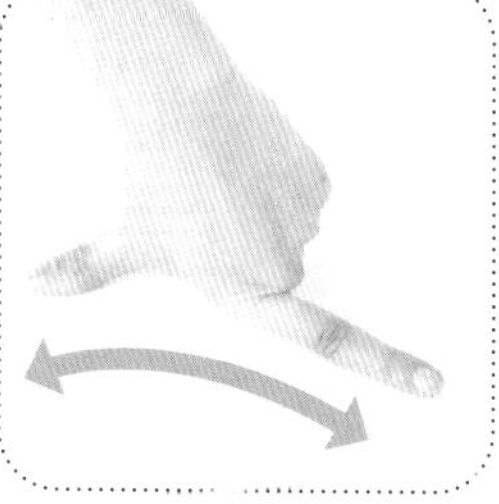

Close-up
床やデスクに押しつけて

Column 3

身近なモノでらくらくソロ整体！

肩こり解消

使ったのはコレ
いす
中身の入った
ペットボトル

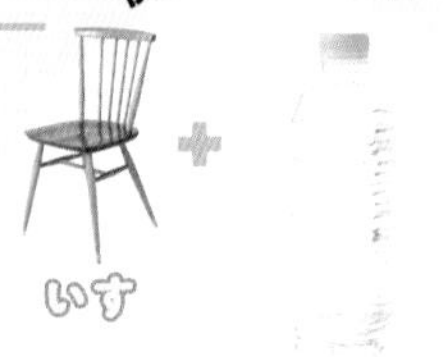

ペットボトルの重みを利用してのストレッチです。腕の筋肉を刺激しつつ、こり固まった肩をほぐします。腕全体の筋肉のほぐしにもなるので、長時間のパソコン作業で手先を酷使している人は、ぜひやってみてくださいね。

動画でCheck

Point
腕はつけ根から
動かしましょう！

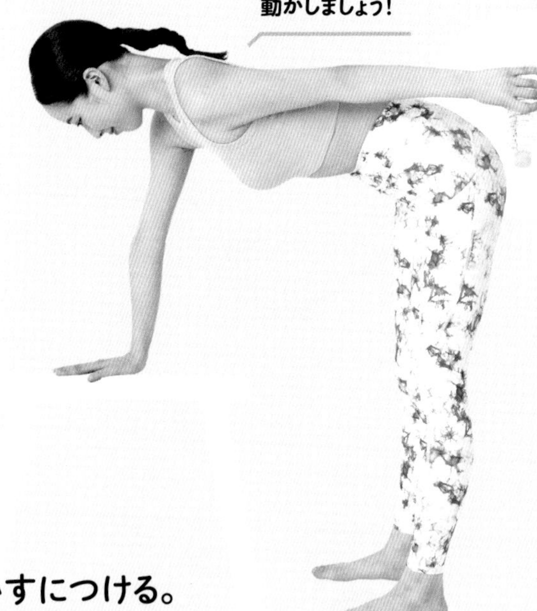

How to

一方の手をいすにつける。もう一方の手は中身の入ったペットボトル（500mℓ以上）を持ち、腕を前後・外回し・横に振るを数回ずつ、各10回2セット行う。逆側も同様に

症状別
『ソロ整体』

背中まわりのお悩み解決

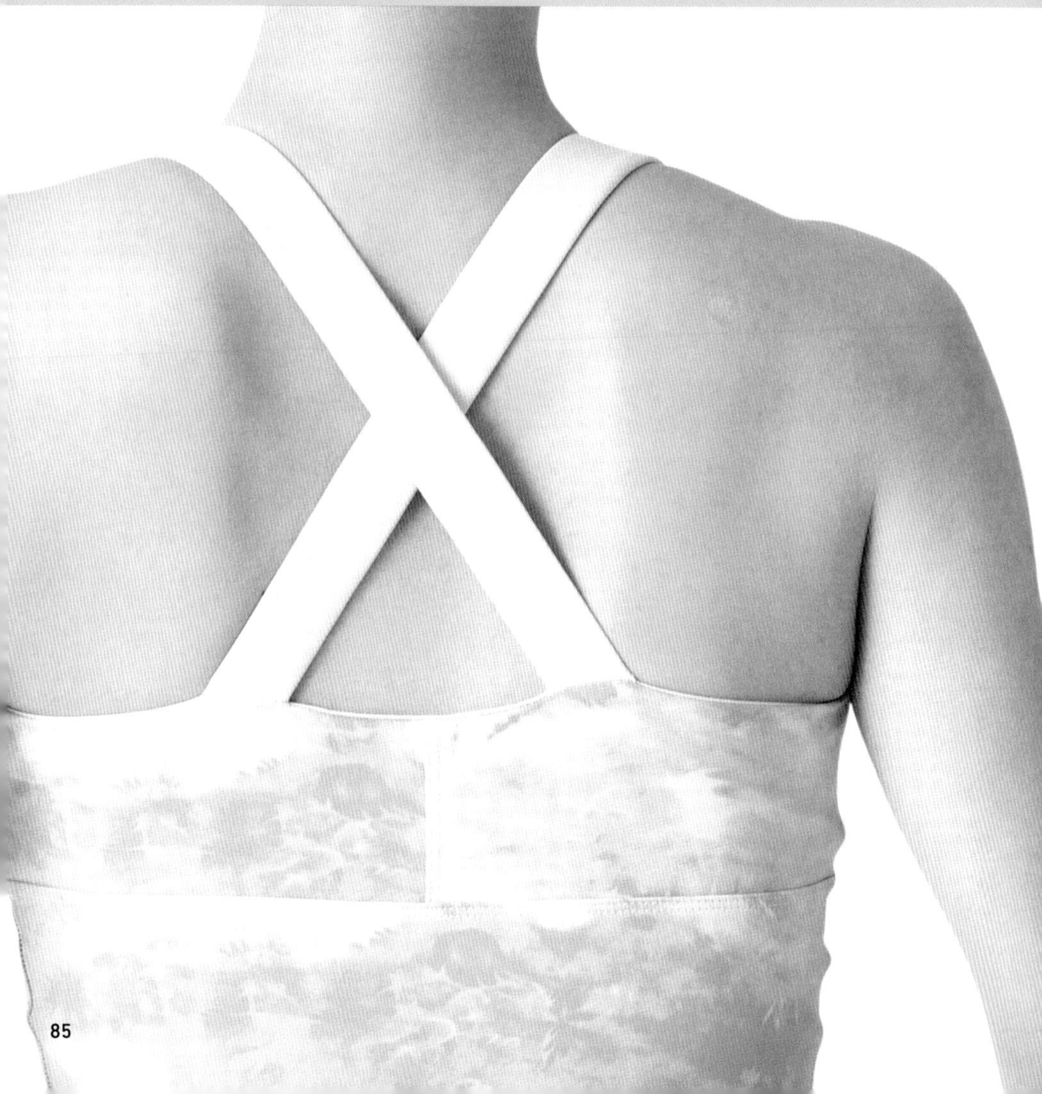

背中やせ

\体験者のコメント/

毎日実践中。肩周りがスッキリしてきた気がします

肩甲骨を積極的に動かして、脂肪の燃焼をうながす褐色脂肪細胞を刺激。脂肪燃焼と代謝を上げるダンス系有酸素運動です。リズムに乗って楽しくやることで、体はもちろん、脳も元気になります。お好きな曲に合わせておもいっきり動かしましょう。

整えるのはココ！

肩甲骨をほぐし、左右の肩甲骨の間にある褐色脂肪細胞を刺激。

1 伸ばした両腕を2回上げ下げ

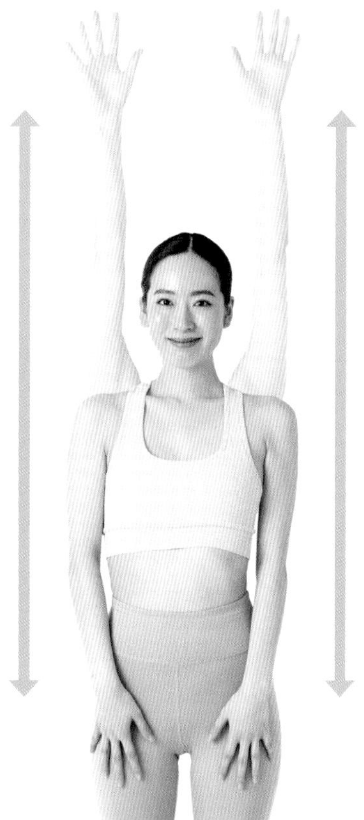

\動画でCheck/

両腕を左右に開いたら
体の前で2回手をたたく

Point
腕を広げたとき肩甲骨を
寄せることを意識して

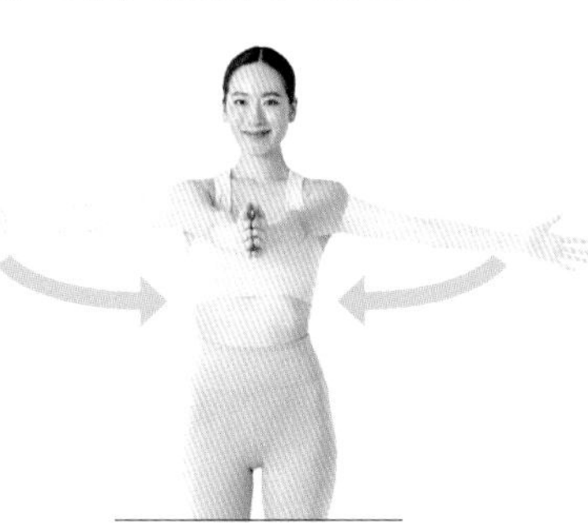

3
両腕を斜めに開いたら
体の前で2回手をたたく。
左右の手の位置を入れ替え
同様に行う

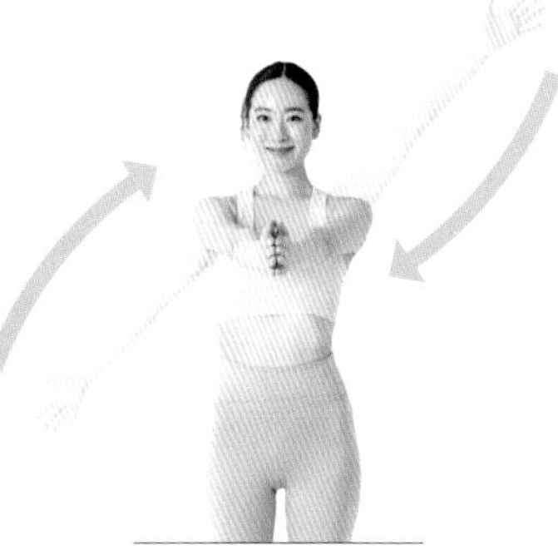

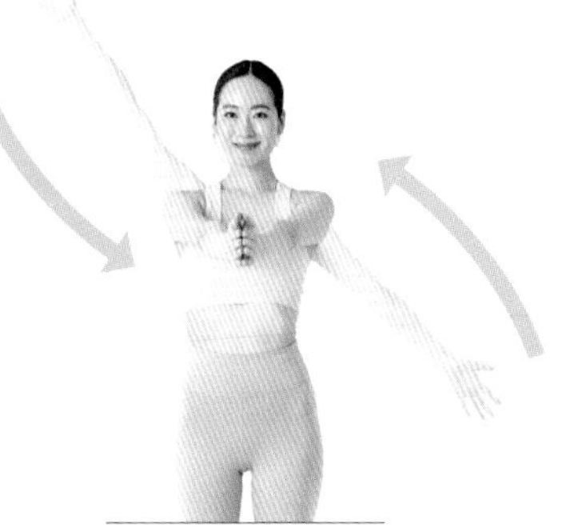

4
左右に広げた腕を
2回前回し

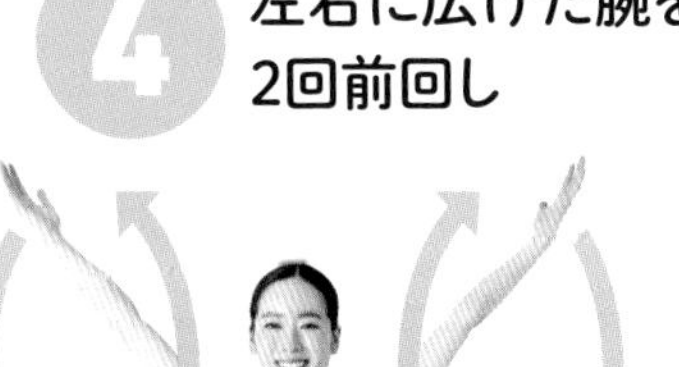

5
続けて
2回うしろ回し

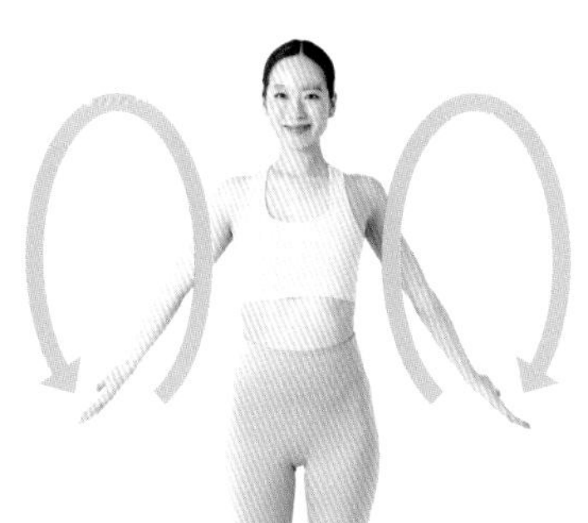

肩甲骨はがし

＼体験者のコメント／

ワンセットでポカポカじんわり汗ばみます

ついついチェックを怠ってしまうのが背中。背中のもたつきが気になったら、左右の肩甲骨をしっかり寄せて、埋もれた肩甲骨を掘り起こしましょう。４拍子のリズムで行えるので、お好きな曲に合わせてもＯＫ！　スッキリ若見え背中に変身です。

整えるのはココ！

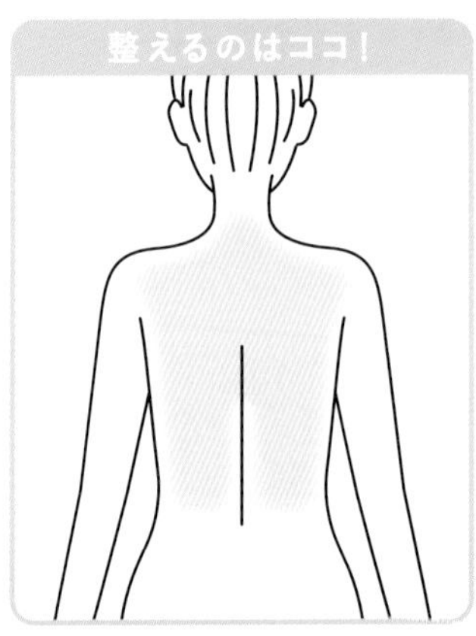

背中を覆う広背筋と肩甲骨周りの筋肉を刺激。

1 立ちひざになり、両腕を斜めうしろに伸ばし手をたたく

4回

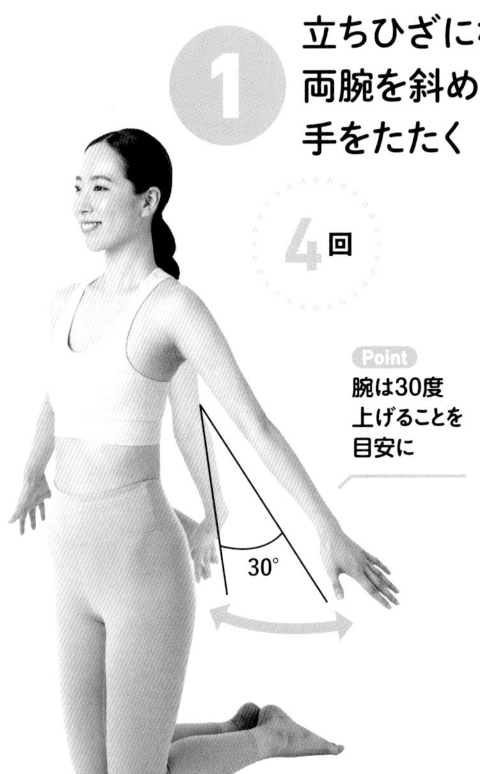

Point
腕は30度上げることを目安に

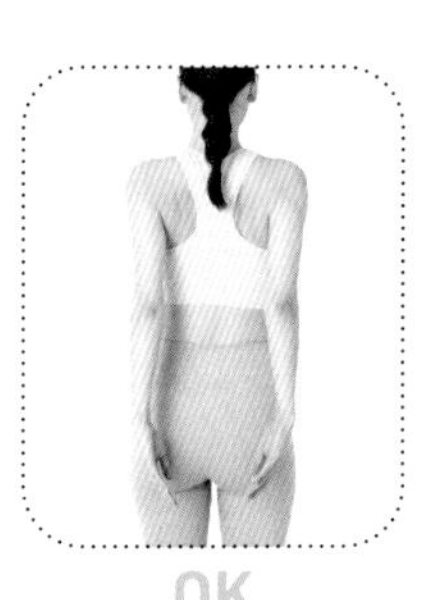

OK

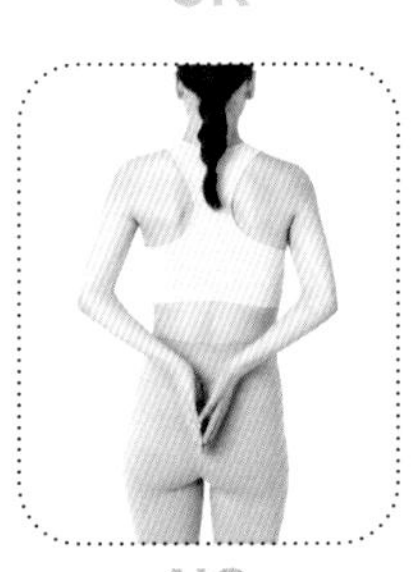

NG

手はつかなくてもOK！
ひじは曲げないで

＼動画でCheck／

2 肩の高さで
両ひじを直角に曲げて
左右に開く・寄せるを
繰り返す

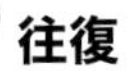
2往復

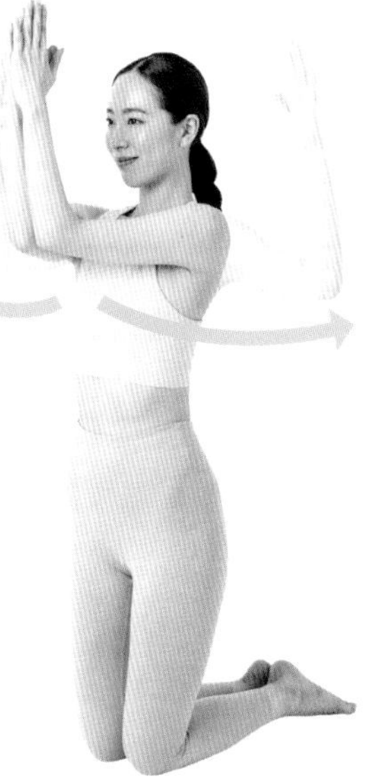

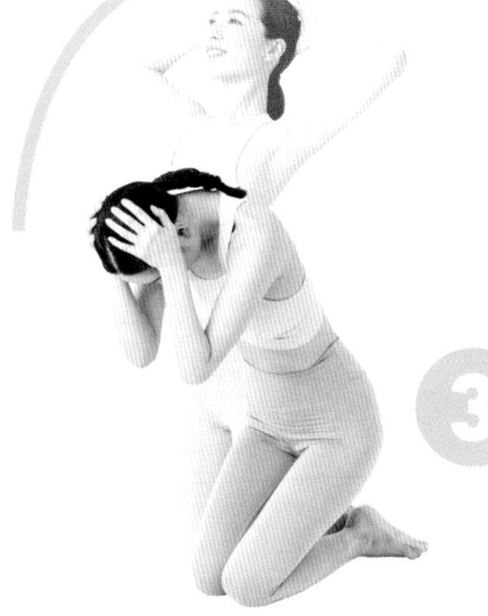

3 両手を頭のうしろに添えて
前傾しひじを閉じて休む、
ひじを開いて胸を張る、
を繰り返す

2往復

Point
肩甲骨を寄せることを
意識しながら、
テンポよく続けましょう

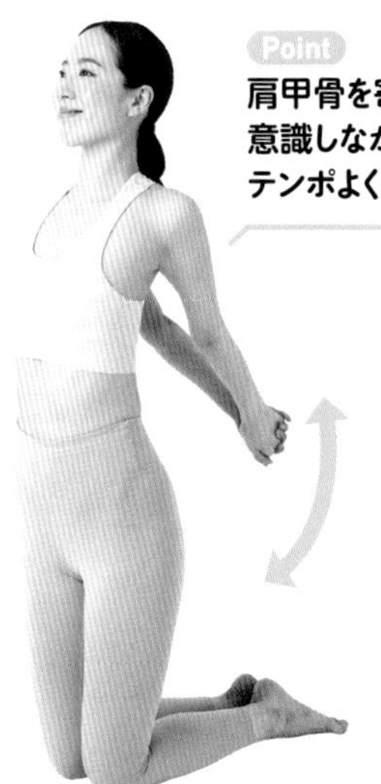

4 両手を体のうしろで組み
手の上げ下げを繰り返す

4回

\体験者のコメント/

親子で猫背なので続けていきたいです!!!

猫背の解消

猫背の人は、体の前面の筋肉が強く、背面が弱い傾向にあります。姿勢を美しくするポイントは、背面を鍛え、筋肉のバランスをとること。そして固くなりやすい背骨の上部（胸の裏側）を柔らかく保つことです。胸やわきの下もよく伸びるので、リンパの流れもよくなります。

整えるのはココ！

首から肩、背中、腰と体の背面を広範囲に刺激する。

1 両手のひらを壁につき腕から肩を伸ばす

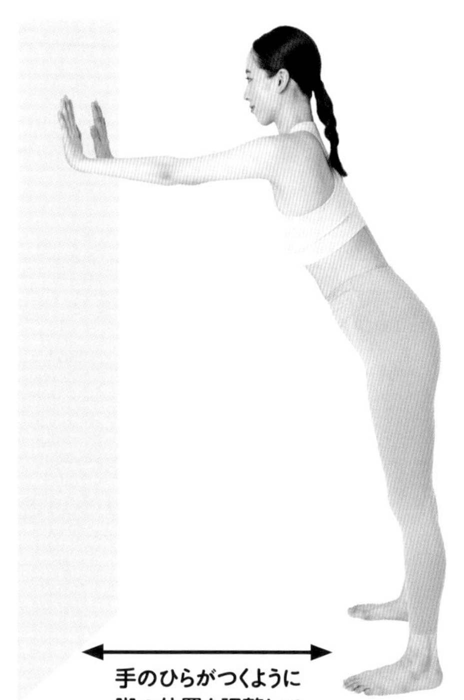

\動画でCheck/

2 お尻をうしろに引きながら上体を倒していく

3 最後に胸をグーッと下げて、キープ

10秒
キープ
Point
腰をそるのはNG
胸を開いてそる
イメージです

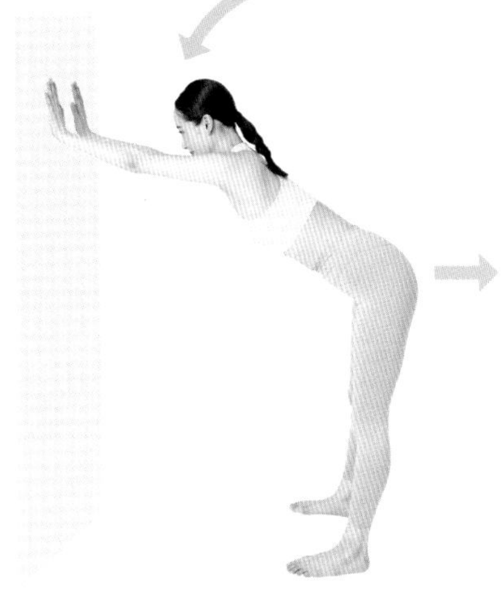

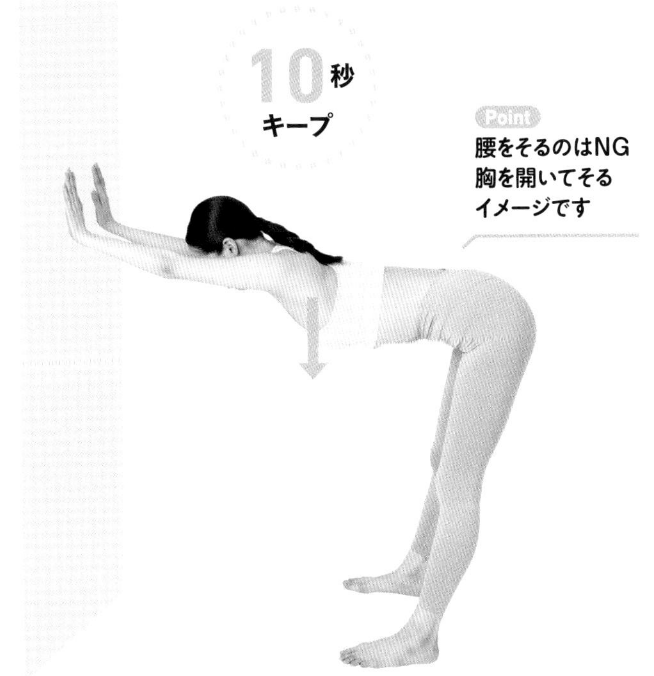

自律神経を整えてぐっすり

\体験者のコメント/

寝ながらできるのがうれしい! 肩の力が抜けました～

まずは、1日の緊張と疲れで固くなったおなかと背中を気持ちよーく伸ばして、リラックスの神経である副交感神経を優位にします。続いて、深い呼吸とともに背伸びと脱力を繰り返しましょう。ポイントは、がんばりすぎないこと。血流がよくなりポカポカしてきますよ。

整えるのはココ!

背　前

腹式呼吸を繰り返し、副交感神経を優位にすることで、興奮を鎮め、入眠へといざなう。

1 あおむけになり、息を吸いながら両手両足をできるだけ遠くに伸ばす

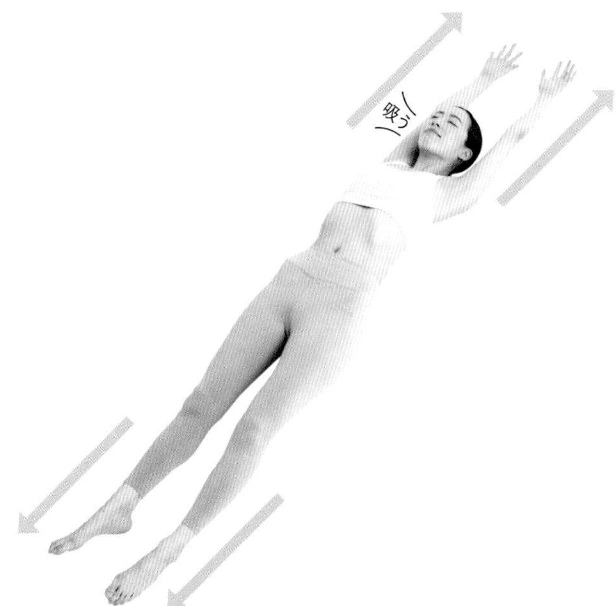

\動画でCheck/

2 息を吐いて脱力する

❶❷を 5回

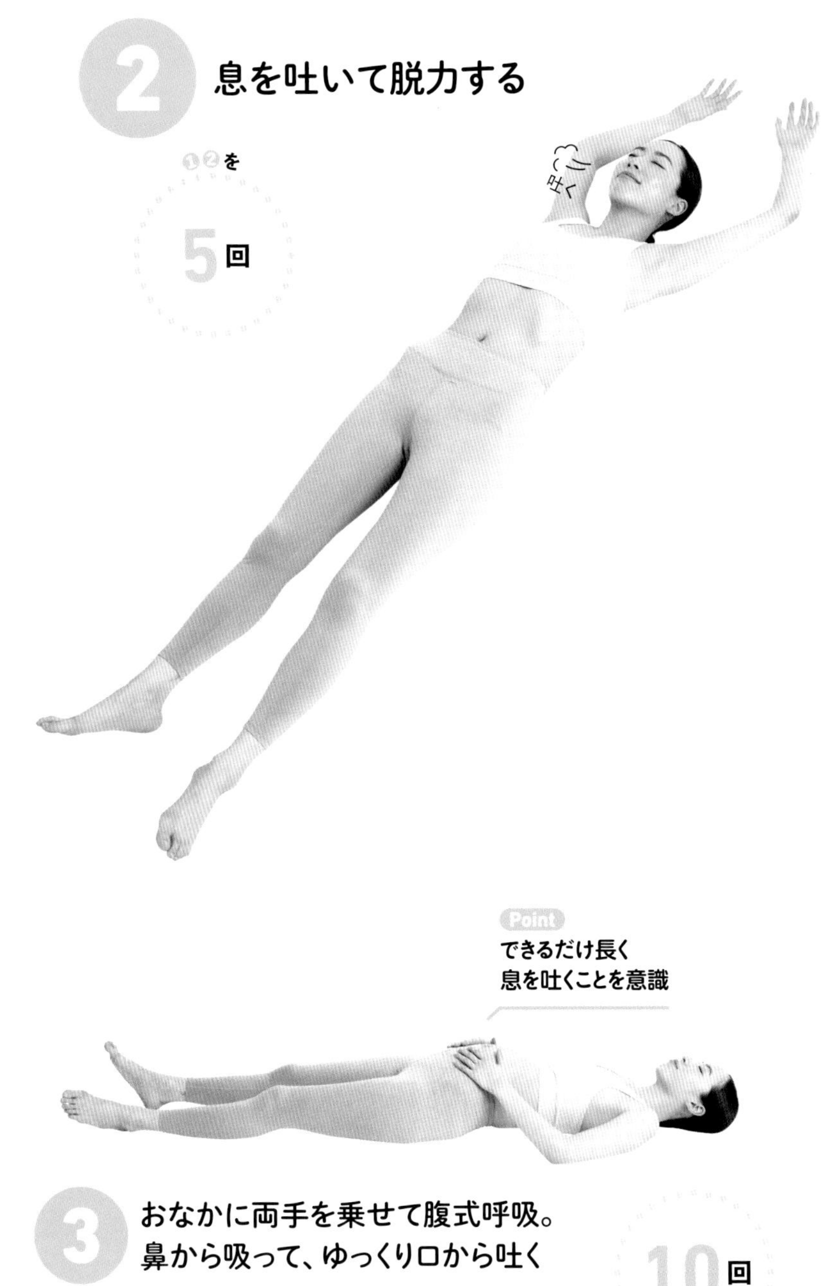

Point
できるだけ長く
息を吐くことを意識

3 おなかに両手を乗せて腹式呼吸。鼻から吸って、ゆっくり口から吐く

10回

Column 4

身近なモノでらくらくソロ整体！

肩甲骨はがし

使ったのはコレ

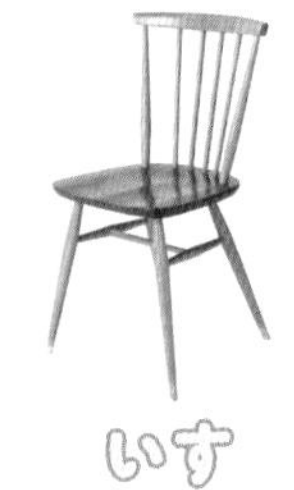

いす

おうちで簡単にできる肩甲骨はがしです。いすの高さを利用することで、背中をしっかり伸ばすことができます。肩や背中の疲れやコリ、冷えの解消などメリット盛りだくさんです♪

＼動画でCheck／

How to

両ひじをいすの座面の手前につき、両手を組む。胸を床に近づけるイメージで上体を深く沈めて15秒キープ。さらに組んだ両手を頭のうしろまで引き寄せて、15秒キープ

Point

キープしながら深呼吸を続けましょう

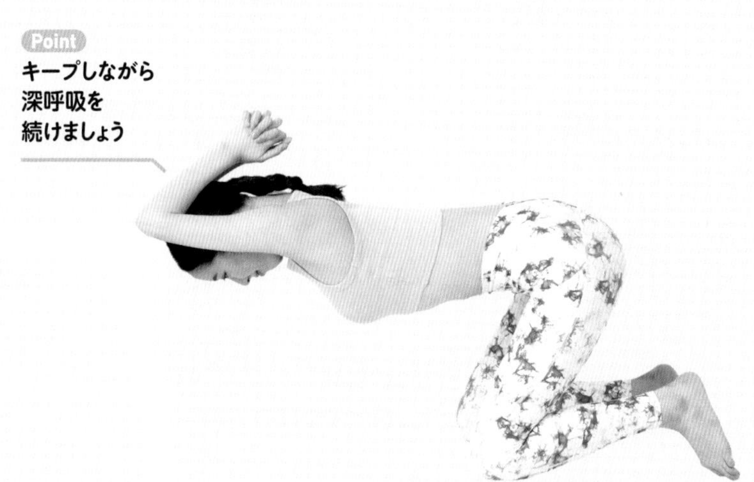

症状別
『ソロ整体』

腰・お尻まわりのお悩み解決

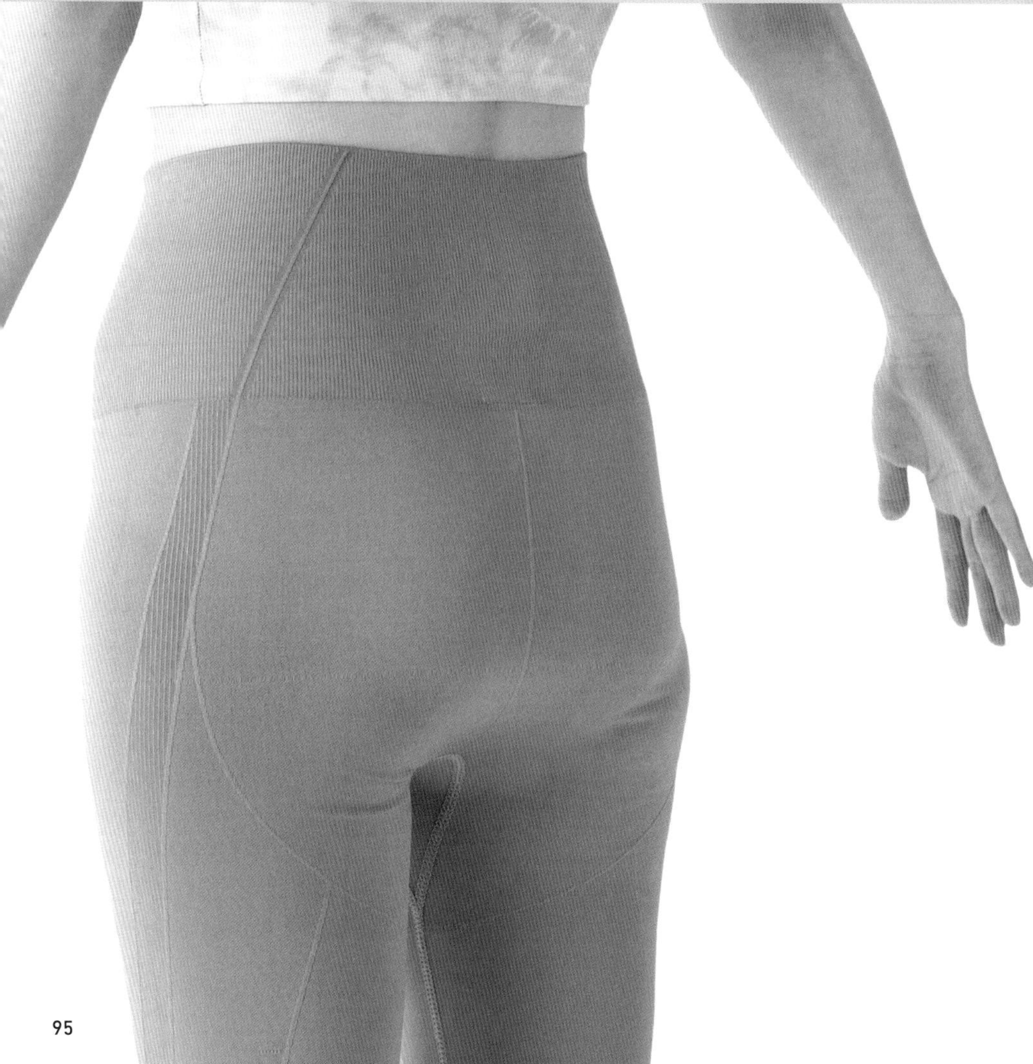

股関節のゆがみを整える

＼体験者のコメント／

これはいい！ 不思議と楽になりました

立つとつま先が内側に向く人は、股関節がねじれているかもしれません。デスクワークの人、長時間運転する人など、座る時間が長く鼠径部(そけいぶ)を圧迫しがちな人もゆがみのリスク大。股関節がねじれるとリンパの流れが滞り、下半身太りの原因になります。

整えるのはココ！

股関節周りの筋肉を刺激。股関節が固い人、腰に痛みやだるさがある人にもよい。

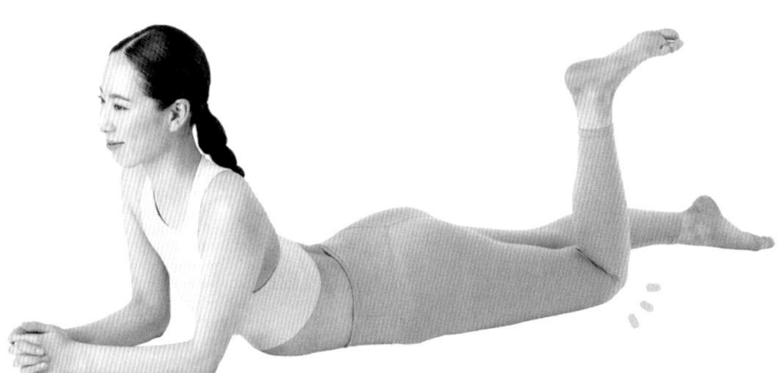

1 うつぶせから両ひじを床につき、左ひざを90度に曲げる

＼動画でCheck／

2 左ひざ下を左右に倒す

逆側も同様に 30秒

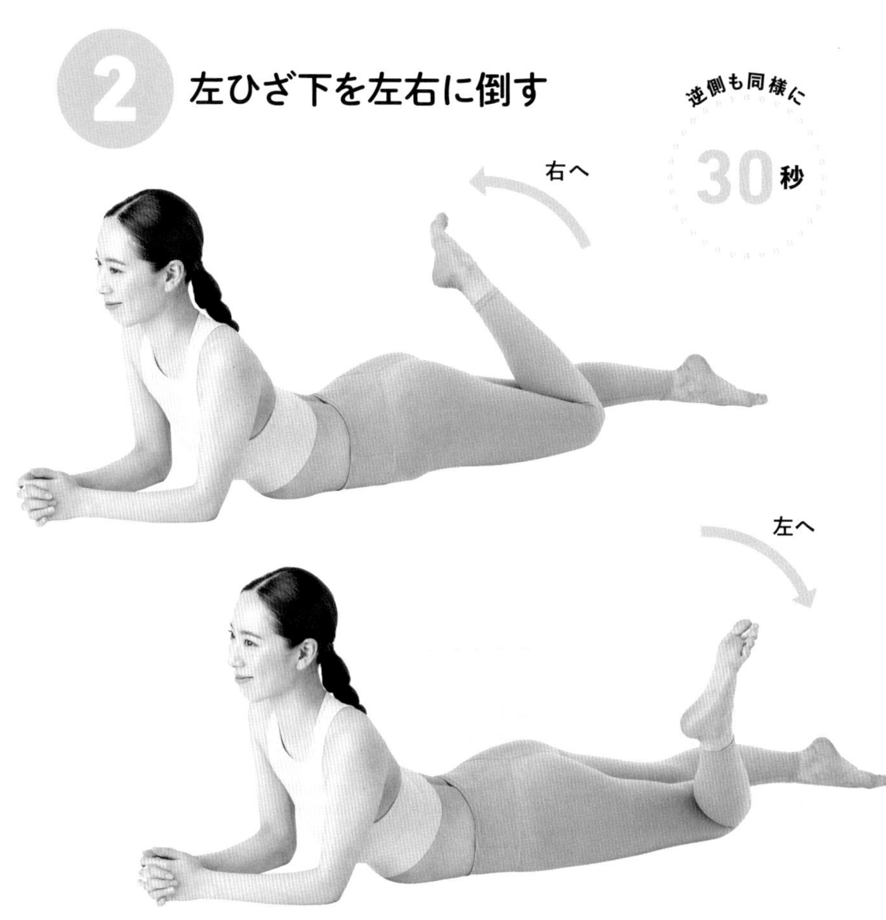

Easy

How to
難しい人は、手の甲におでこを乗せた体勢で行う

立ったまま腰痛をやわらげる

＼体験者のコメント／

コレ、毎日やっていますが、めっちゃ効くー！

腰を指で押してみて、「固いな」と感じたところをプッシュ。腰痛持ちの人はしこりが数珠つなぎにある場合が多いので、指をずらしながらていねいにほぐしましょう。ゆるんだな、楽になったな、とすぐに実感できます。立ったまま行うので、スキマ時間にできるのもうれしい。

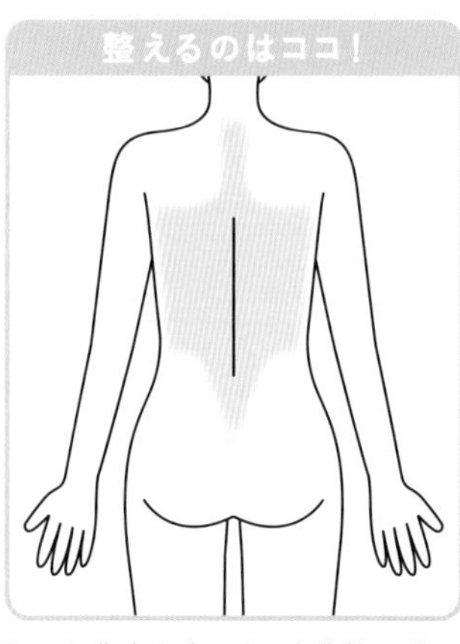

腰から背中を広く覆う広背筋や背骨の左右の脊柱起立筋群にアプローチ。

1 親指で腰全体を押しながら固い部分を探す

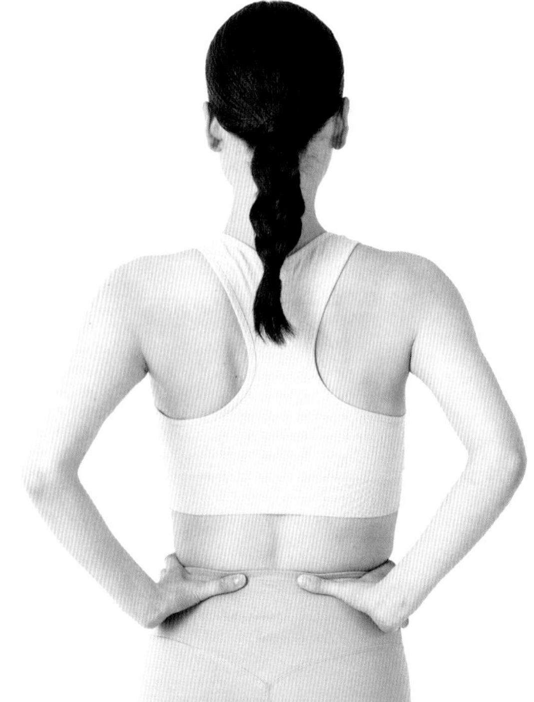

＼動画でCheck／

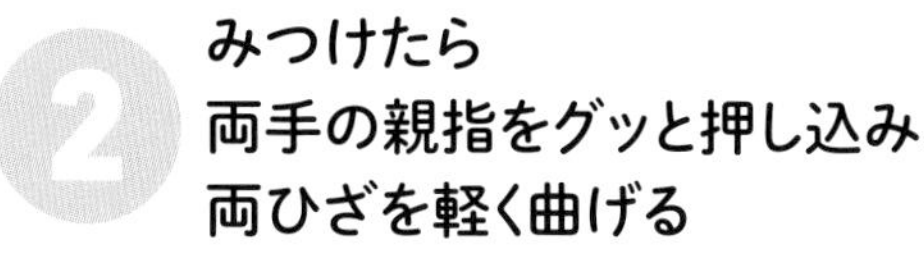

2 みつけたら両手の親指をグッと押し込み、両ひざを軽く曲げる

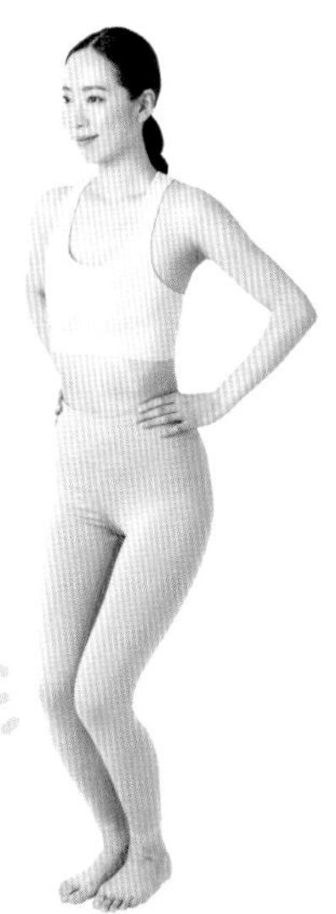

3 ひざを柔らかく保ち、腰を回す

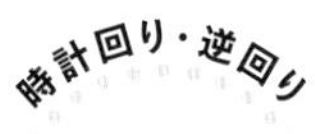

各10回
×2セット

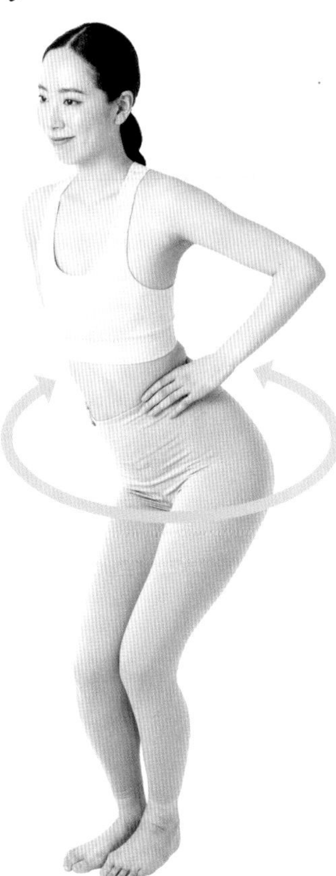

Point
指の力をしっかり入れたまま続けましょう

骨盤のゆがみを整える

＼体験者のコメント／
これなら簡単にできそう！ 早速やってみます

上半身と下半身をつなぐ骨盤のゆがみは、全身の巡りが滞る元凶です。立ち方、歩き方、座り方のクセによって骨盤はどんどんゆがんでいきます。そこで、こまめにできる超簡単な方法を紹介します。おなかや腰の冷えに悩んでいる人も、やってみてください。

整えるのはココ！

骨盤・股関節周りを整える。

1 床に座って背すじを伸ばす。両脚はそろえて伸ばし、つま先を立てる

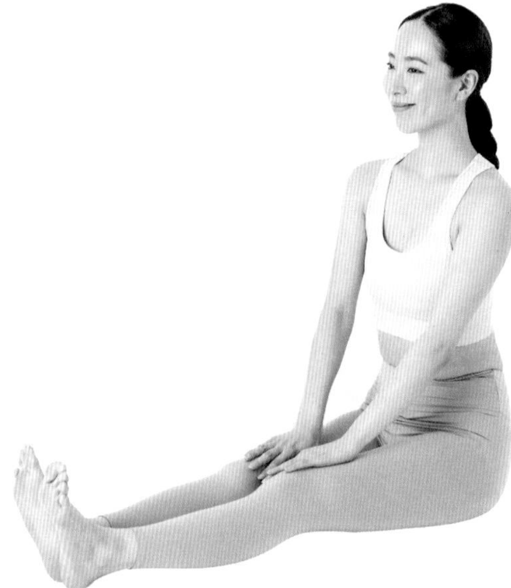

Point
腰が丸くならないよう骨盤を立てて

＼動画でCheck／

How to
両脚を90度程度
開いて行う
Level up

2 股関節から折るイメージで、上体をゆっくりと前に倒す

10回
Point
倒すときに
息をふーっと
吐きましょう

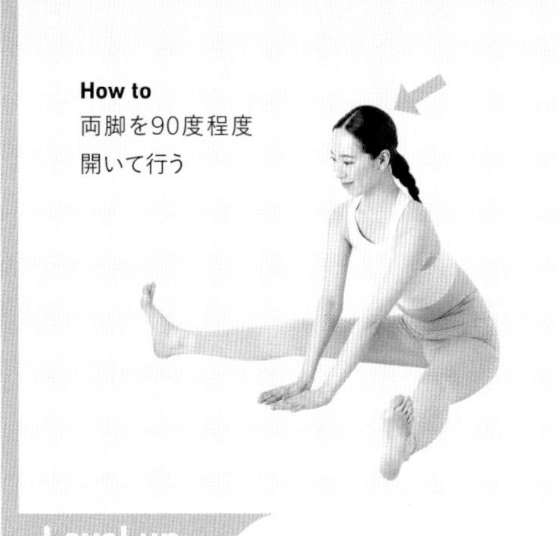

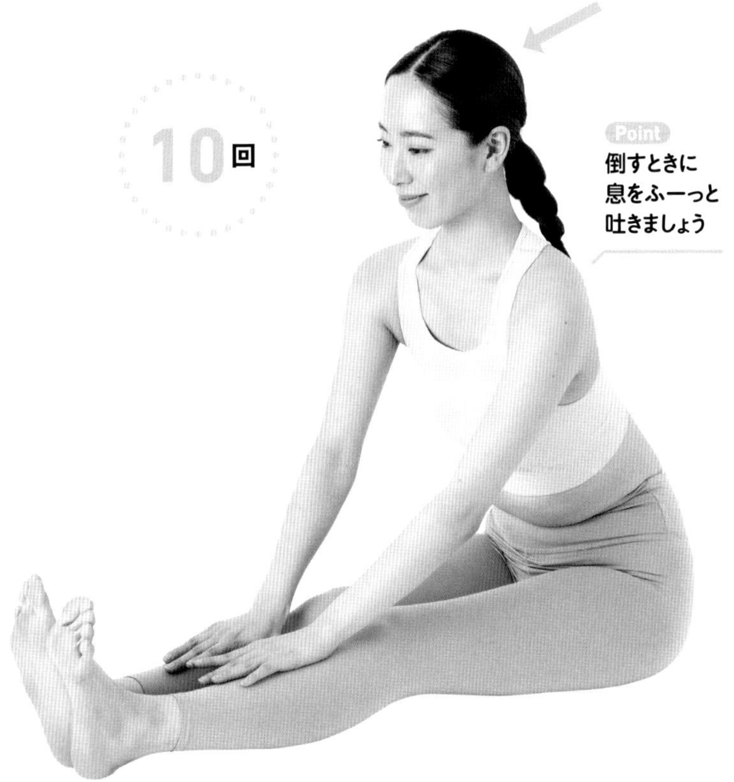

下半身の冷え・むくみの解消

＼体験者のコメント／

2つだけ、しかもテレビをみながらできるのが魅力的♡

体が冷えると、脂肪がカチカチになりやせにくくなります。冷えの原因は、血液やリンパが滞ったり老廃物が滞留したりするため。そこで、体の中でもっとも大きな関節である股関節を積極的に動かし、滞った体液をグングン巡らせましょう。

整えるのはココ！

脚のつけ根、鼠径部（そけいぶ）のリンパ節のつまりを解放する。

1 床に座り、両ひざを立てる。両手はうしろにつく

Point
ひざが
離れないよう
注意して
左右交互に
10回
×3セット

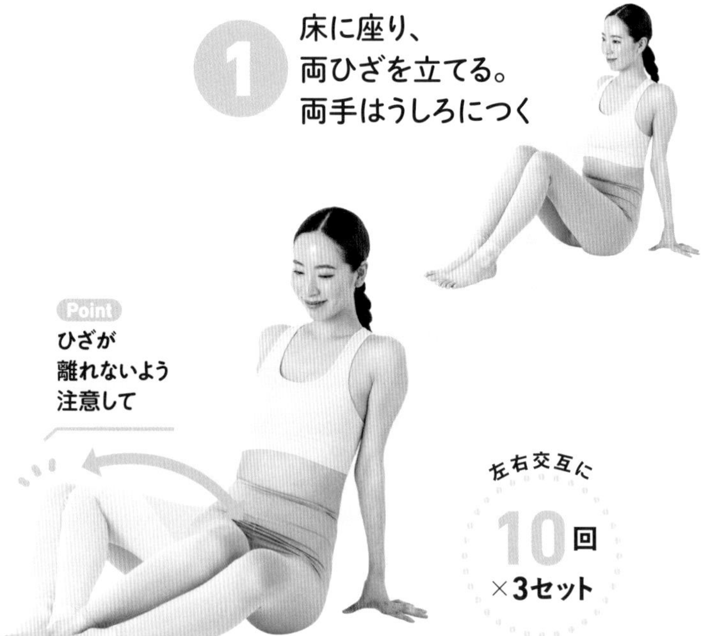

2 ひざをそろえたまま左右交互に倒す

＼動画でCheck／

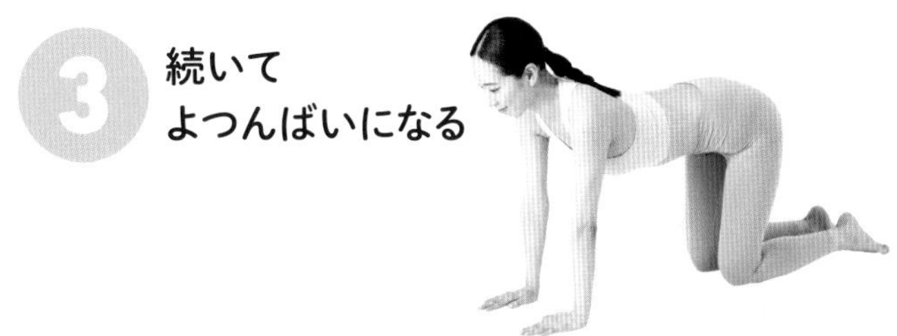

3 続いて よつんばいになる

4 お尻を左右に ゆっくりと下ろす

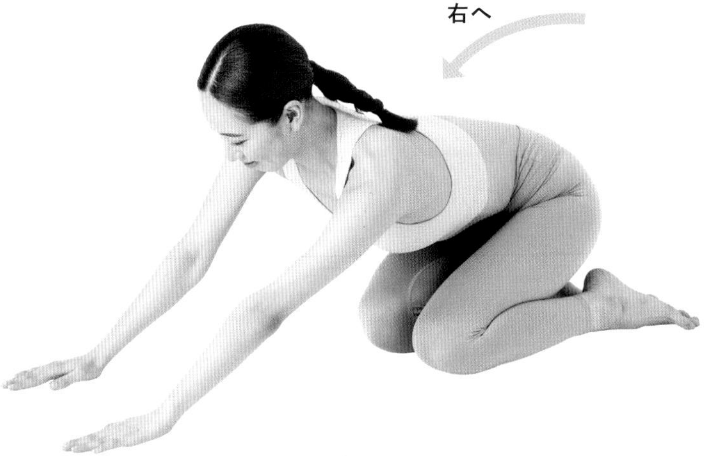

右へ

左右交互に
10回
×3セット

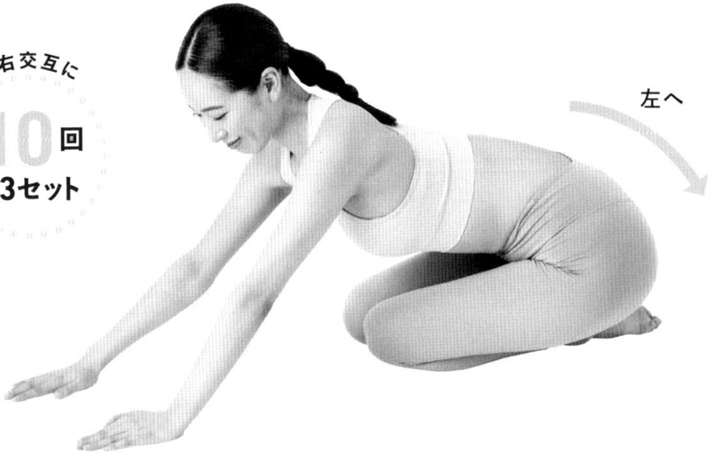

左へ

そり腰を解消する

\体験者のコメント/

やってみて楽になりました。 ありがとうー

腰のS字カーブがきつく、腰痛の要因にもなるそり腰の人は、腹筋が弱いのが特徴。筋肉がますます弱くなると、内臓機能が低下し、冷えや便秘になるほか、太りやすくもなります。ふだんから体幹を使ったよい姿勢を意識するなど、積極的に腹筋を使うことも大切です。

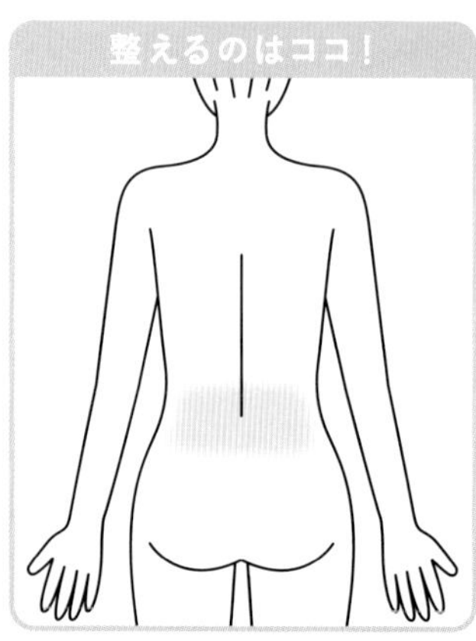

そったままの状態が続き、血行が悪くなりこり固まった腰。

1 床に座り、左右の足の裏を向かい合わせる

\動画でCheck/

2

すねを持ち、背中を少し丸めながら上体を前に倒す

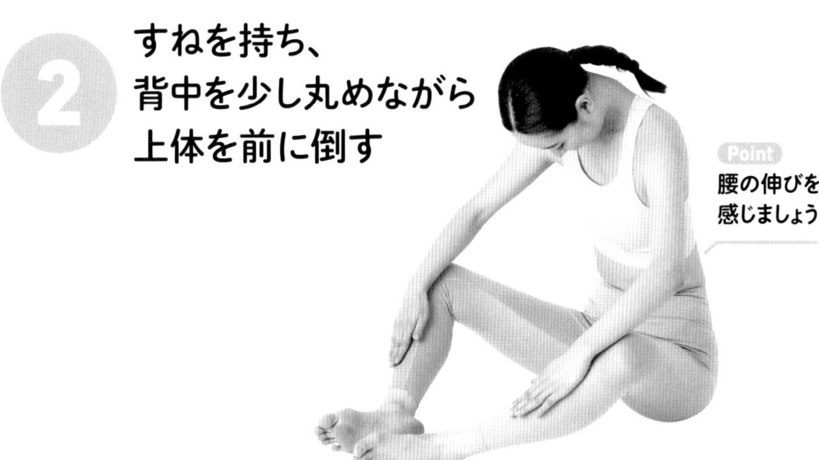

Point
腰の伸びを感じましょう

3

手がくるぶしにいくまで前傾。腹式呼吸を続けながらキープ

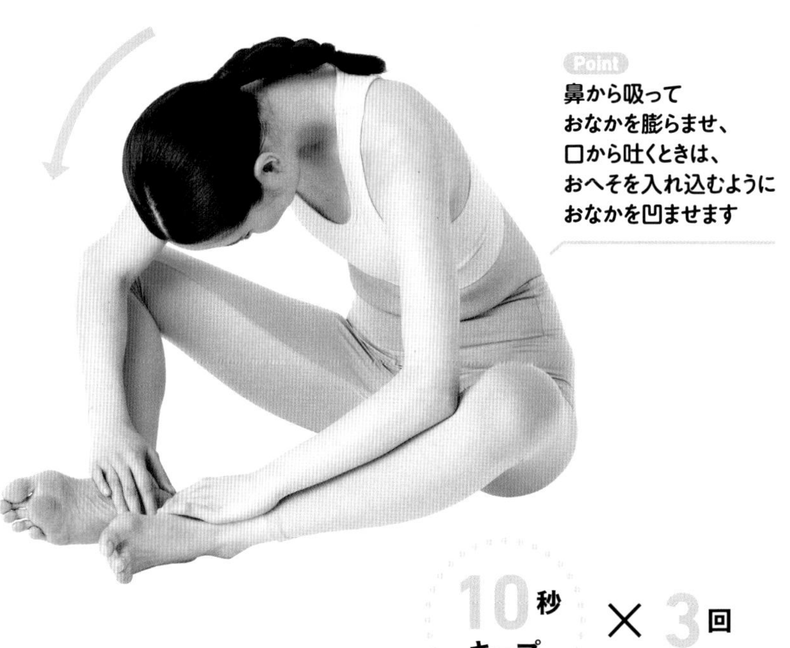

Point
鼻から吸って
おなかを膨らませ、
口から吐くときは、
おへそを入れ込むように
おなかを凹ませます

10秒キープ ×3回

Column 5

身近なモノでらくらくソロ整体！

腰痛解消

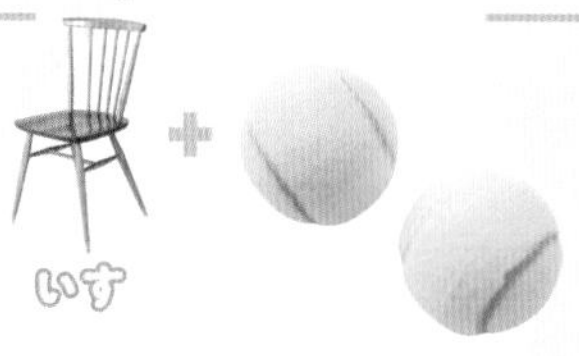

お尻が冷えてカチカチに固まると、腰痛の原因に。厚みのあるヒップは、テニスボールを使うと、簡単に奥までほぐせます。いすのない方は、あおむけになりひざを立てた姿勢で行いましょう。

＼動画でCheck／

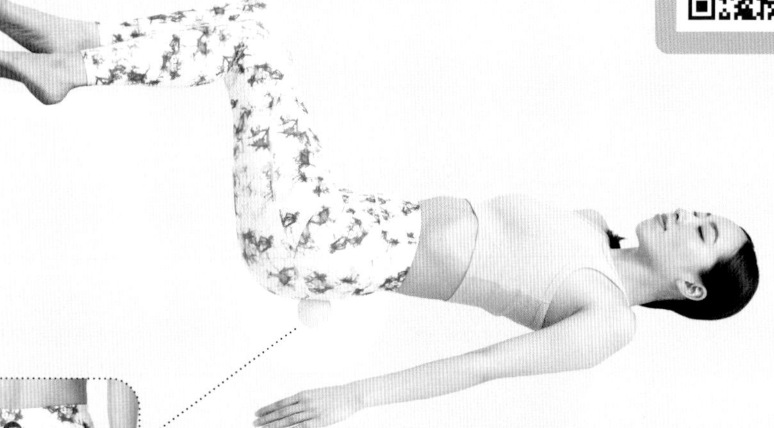

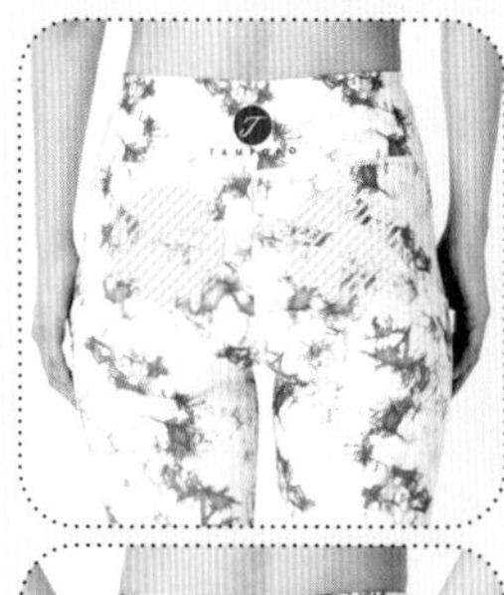

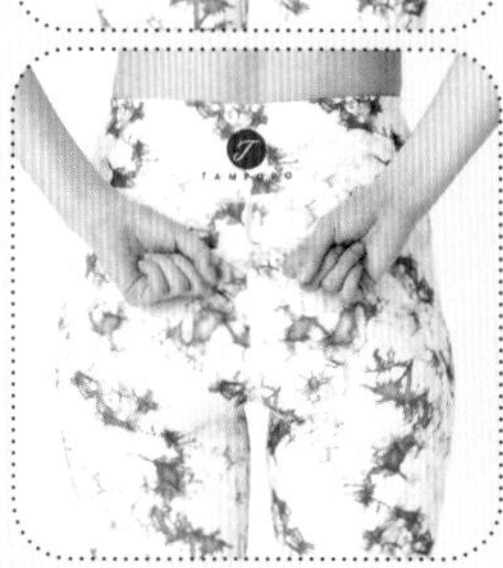

How to

あおむけになり、両足をいすに乗せる。テニスボールを一方のお尻の下に置き、30秒間、両ひざを左右に振る。これを3セット繰り返す。逆側も同様に

Tips

ボールを2個にして左右同時に行ったり、ボールの代わりにこぶしを置いたりしてもOK！

症状別
『ソロ整体』

脚まわり のお悩み解決

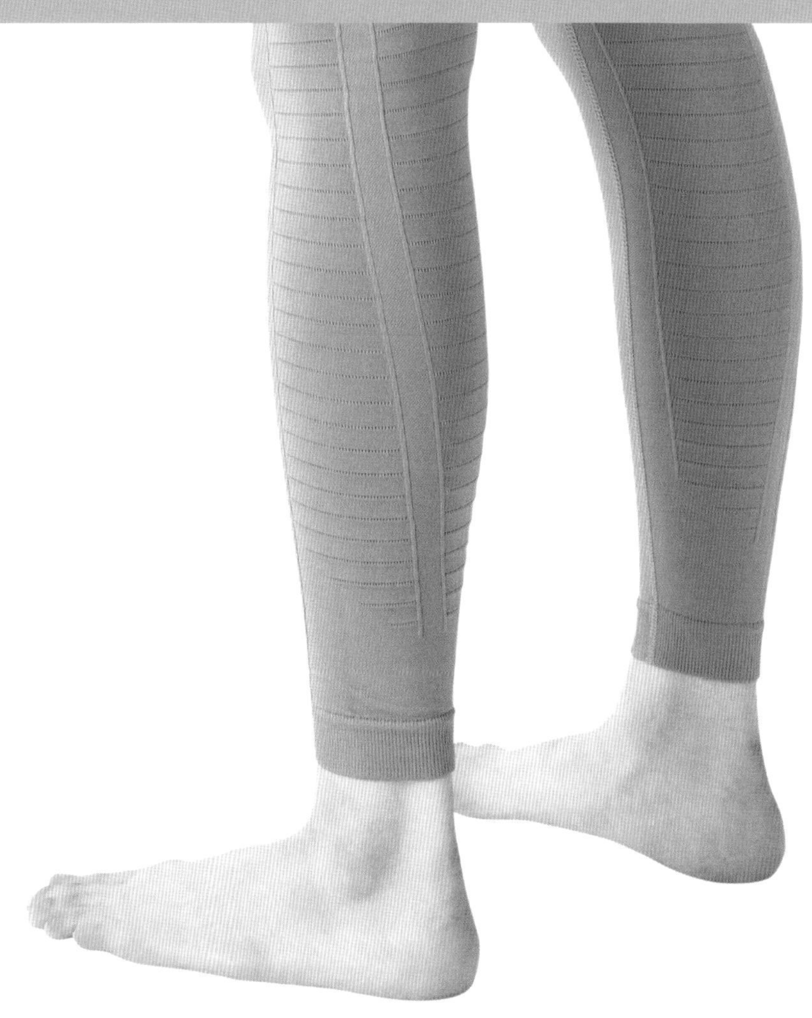

むくみ脚をスッキリ

＼体験者のコメント／

開くやつがめっちゃ気持ちいいで〜す

下半身が筋肉不足だったり、座りっぱなしで鼠径部（そけいぶ）がつねに圧迫されたりする人は、巡りが悪く、むくみに悩まされます。むくみは冷えや疲れのもと。翌日まで持ち越さず、毎日リセットする習慣をつけて。股関節をふわふわ〜とゆるめて、滞留した老廃物を流していきましょう。

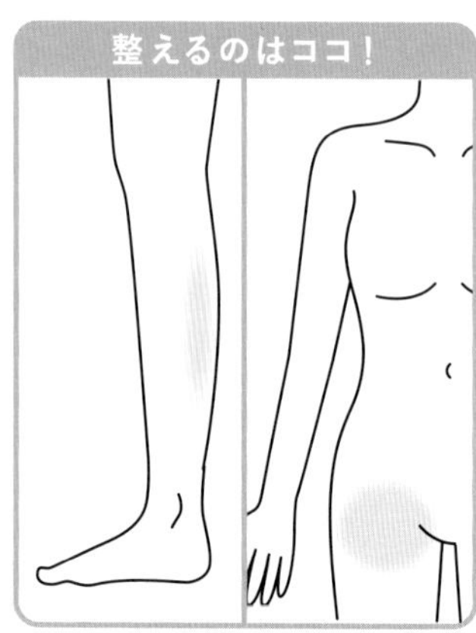

股関節・ひざ裏・ふくらはぎにアプローチ。股関節を柔らかく保ったまま行うのがコツ。

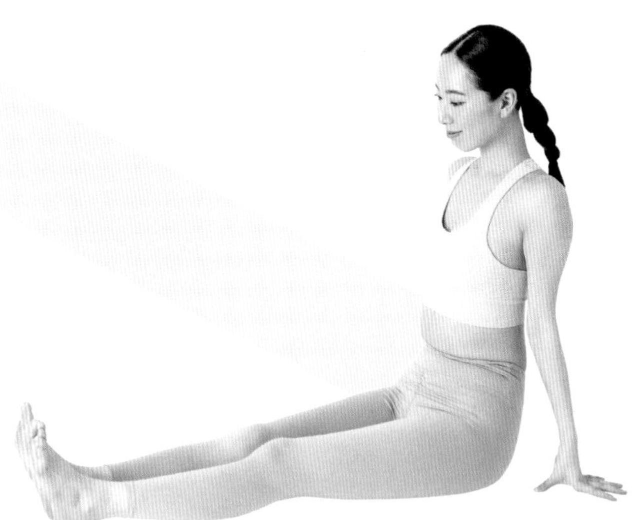

1 床に座り、両脚を伸ばす

＼動画でCheck／

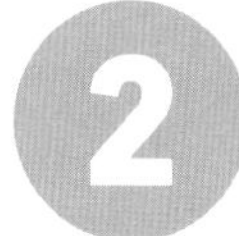

ひざを曲げてから ふくらはぎを床に落とす

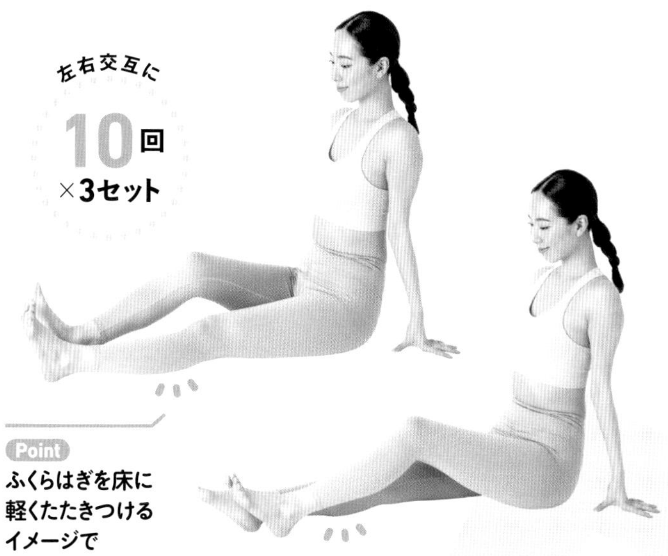

左右交互に
10回
×3セット

Point
ふくらはぎを床に
軽くたたきつける
イメージで

3 両脚をつけ根から 外・内、外・内と振る

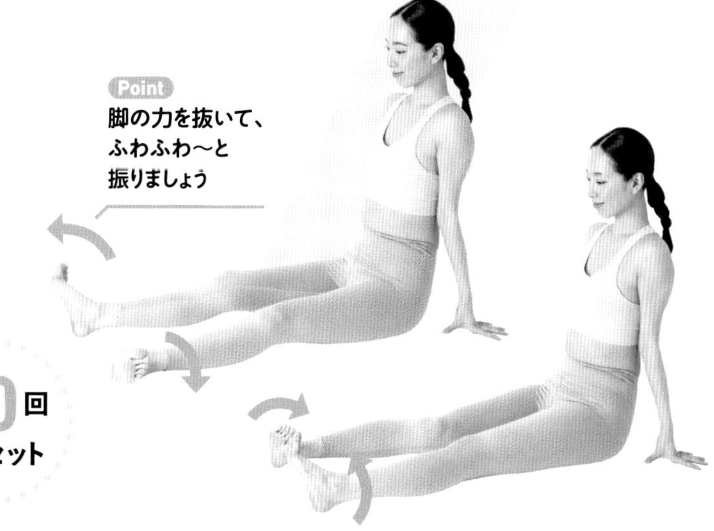

Point
脚の力を抜いて、
ふわふわ〜と
振りましょう

10回
×3セット

＼体験者のコメント／

気持ちよすぎてヤミツキ! 冷たい足がホカホカしてきます

足の疲れをとる

反射区が集まる足指周りをケア。巡りをうながし老廃物を流します。足指は緊張やプレッシャーを感じると、キュッと縮む性質があります。逆にいえば、可動域いっぱいに動かすと、首、頭、脳の緊張もほぐれるのです。温めると指がよく動くので、入浴後に行うとよいですよ。

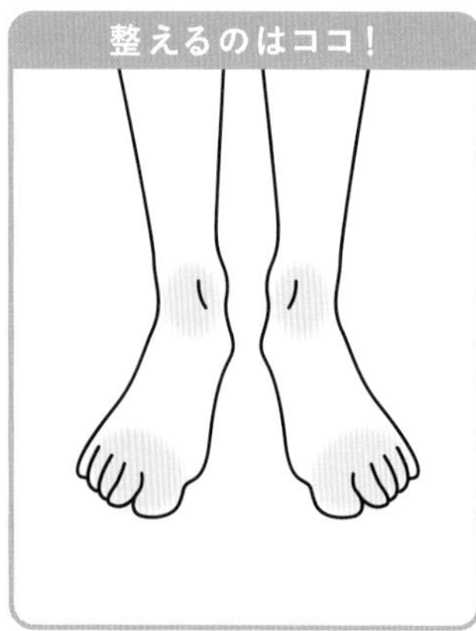

足の指、足首、足の指の間を刺激。ふだんは行わない足の指をそらすという動きは脳の緊張もほぐす。

1 左足の指を、親指から小指まで順番に1本ずつ横に開く

Point
イタ気持ちいいくらいの力加減がベストです!

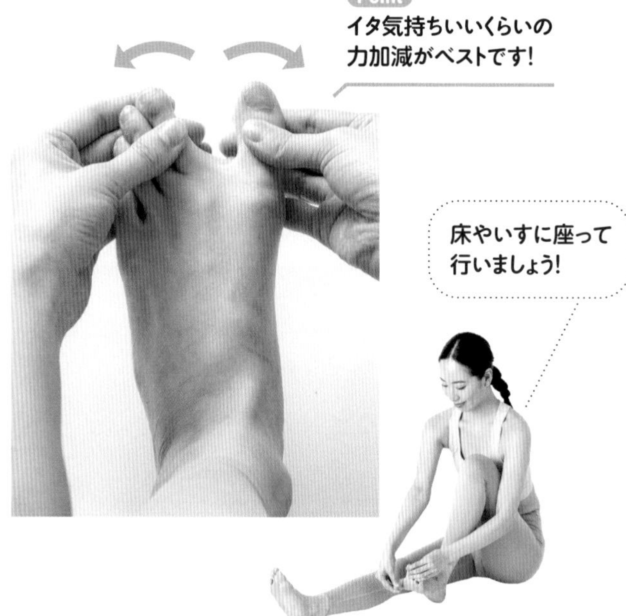

床やいすに座って行いましょう!

＼動画でCheck／

2 次に親指から小指まで順番に1本ずつ、手前に引き寄せたり向こうに折ったりする

各10回

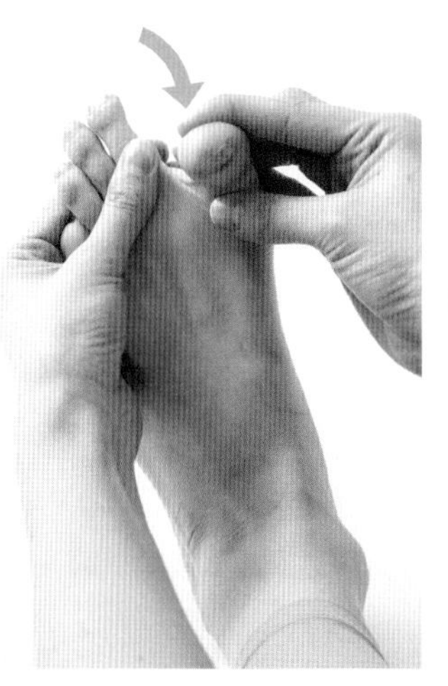

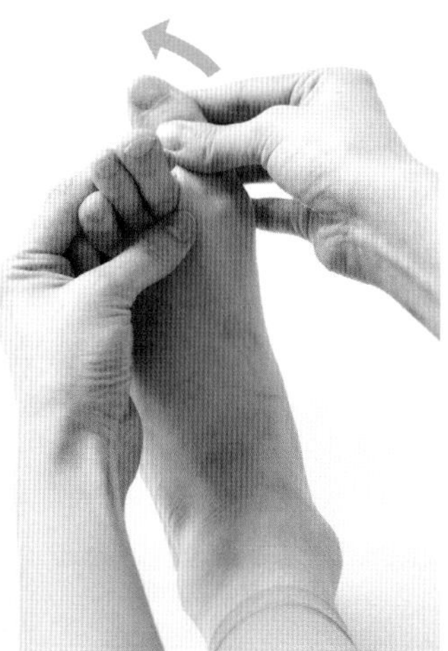

3 足指の間に手の指を差し込んでつかみ、
1 足指を前後に5回倒す
2 足首を回す

2 内回し・外回し 各10回

Point
可動域いっぱいに
大きく動かしてあげましょう

4 1～3を逆側も同様に行う

太ももの引き締め

＼体験者のコメント／

1週間朝昼晩やっていたら、**太ももにスキマができてきました！**

太ももの内側にある「内転筋」は、鍛えたい筋肉の1つ。筋肉をつけると美しいレッグラインや、ヒップアップが叶ううえ、脱ぽっこりおなかにも◎。また、骨盤のインナーマッスルと密接に関係しているので、冷えや月経による不調など女性特有のトラブルの解消にもつながります。

整えるのはココ！

内転筋と、骨盤の底にハンモックのように広がるインナーマッスル・骨盤底筋群がターゲット。

1 あおむけになる。
両脚を天井方向に伸ばし、
足裏を合わせる

＼動画でCheck／

TOP5
肩・首まわり
頭・顔まわり
腕まわり
背中まわり
腰・お尻まわり
脚まわり

2 ひざを曲げて足を引き寄せる。息を吐きながら内ももを意識しつつ脚を伸ばす

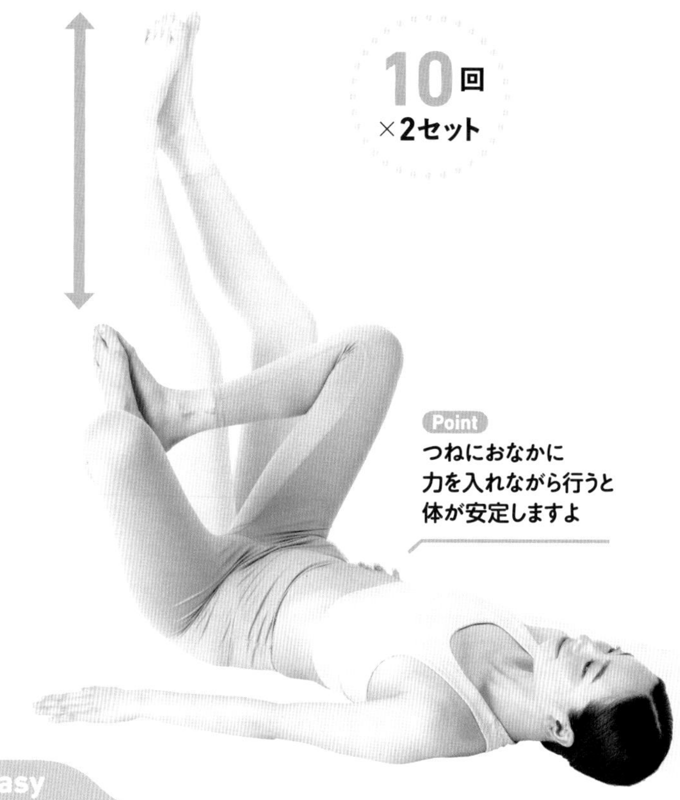

Point
つねにおなかに
力を入れながら行うと
体が安定しますよ

Easy

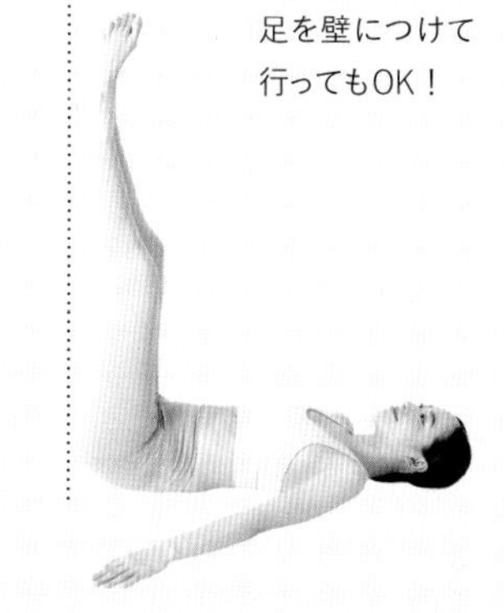

How to
足を壁につけて
行ってもOK！

リンパを流してほっそり脚に

＼体験者のコメント／

すぐに体がポカポカしてきました！ 産後でも続けられます

このソロ整体では2つの動きを紹介していますが、とくに2つ目を行った際、「ひざ裏が超痛い！」と感じたら、リンパ節が固くなり、リンパが滞っている証拠。放置すれば、どんどん冷えの症状が重くなり、ふくらはぎが固く、太くなります。まめにほぐしてくださいね。

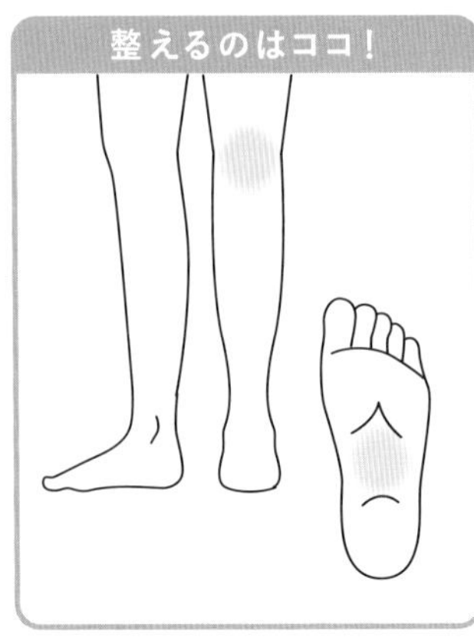

ひざ裏とひざ裏の反射区である足裏をほぐす。

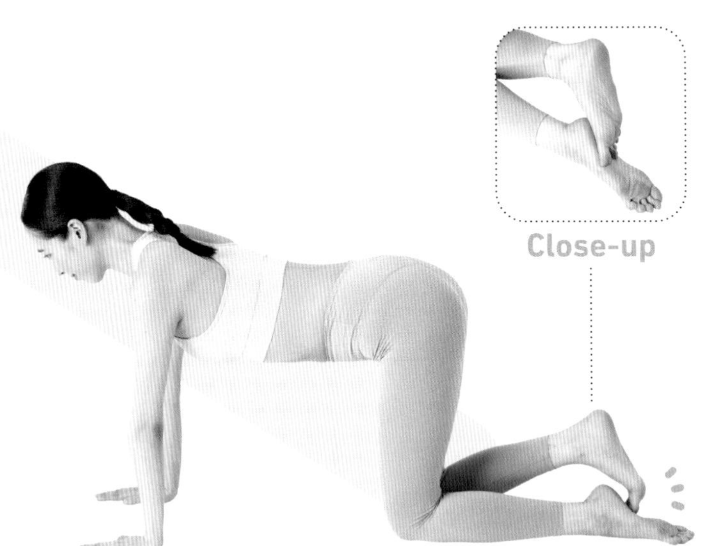

1 よつんばいになり
左の土踏まずに
右の足指をつける

＼動画でCheck／

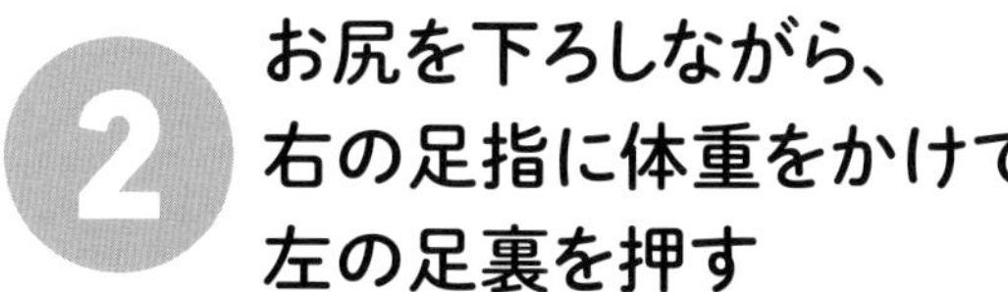

2 お尻を下ろしながら、右の足指に体重をかけて左の足裏を押す

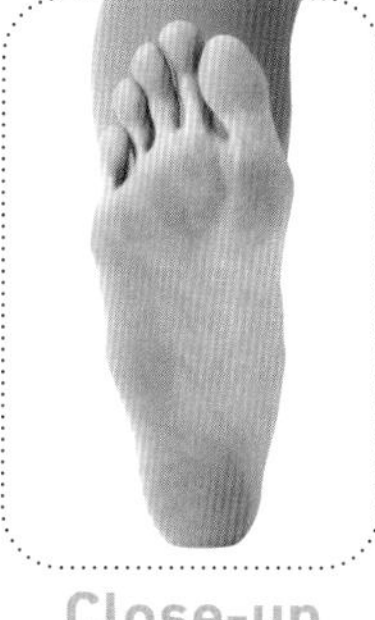

Close-up
イタ気持ちいいところをまんべんなく押しましょう

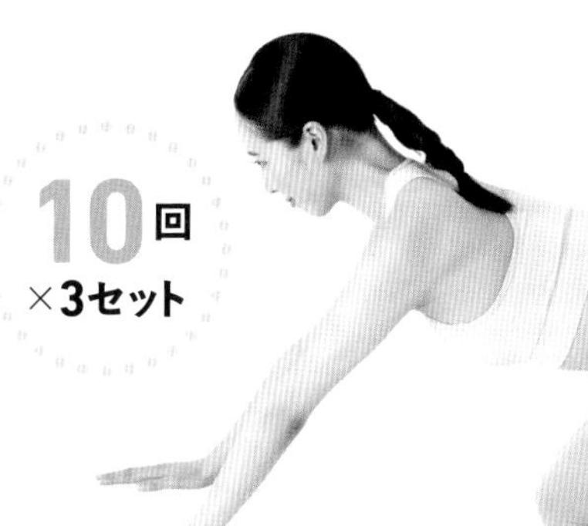

10回 ×3セット

3 続いて右足を左ひざの裏に置き……

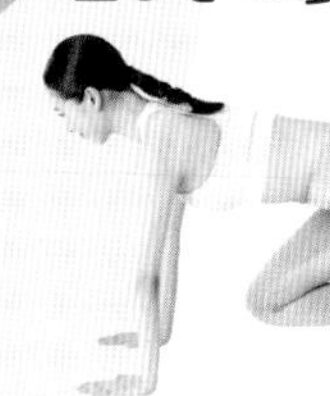

4 お尻を下ろし、体重をかけて左ひざの裏側を刺激する

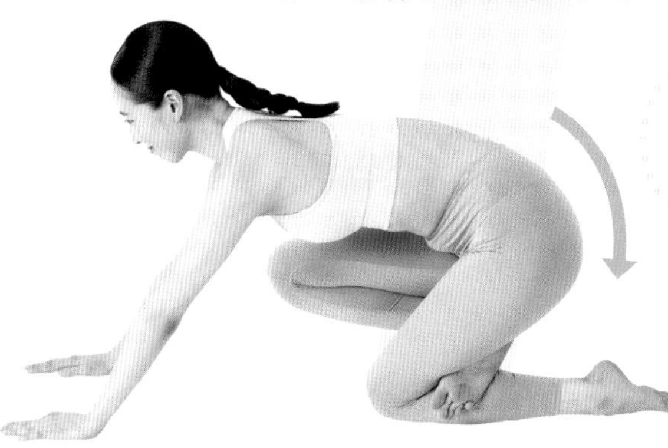

30秒 キープ

5 ①〜④を逆側も同様に行う

股関節を柔らかくする

\体験者のコメント/

しゃがむのがきつくなってきたので、続けます！

股関節周りが固いと、立ったり座ったり歩いたりといった動作が難しくなります。すると、体全体の動きが小さくなり、消費エネルギー量も低下。省エネ体質になり、太りやすくなる原因にもなります。股関節がスムーズに動く状態をキープしましょう。

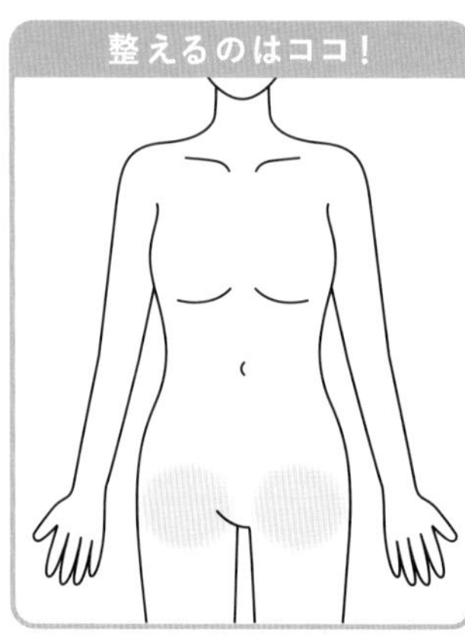

外回し、内回しとも、なるべく左右差がなくスムーズに動く状態を目指す。

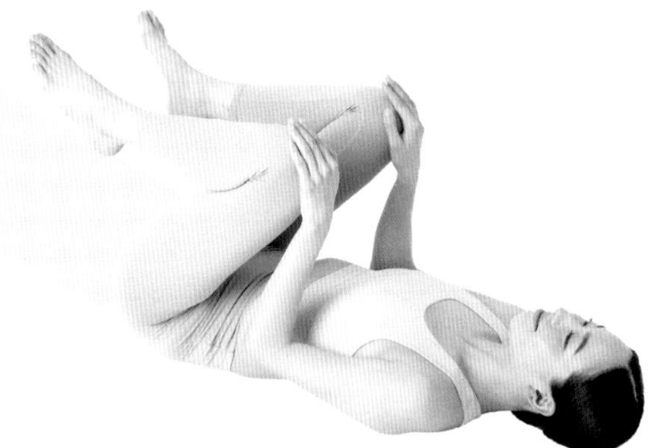

1 あおむけになり両ひざに手を添える

\動画でCheck/

2 ひざを動かせる範囲で やさしく外回し

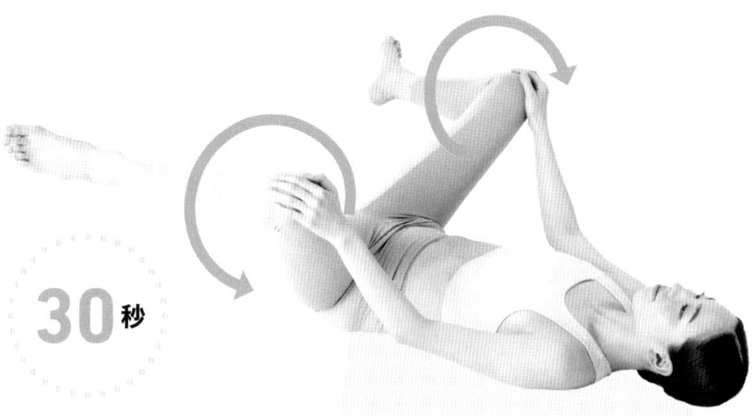

30秒

3 動かせる範囲で やさしく内回し

30秒

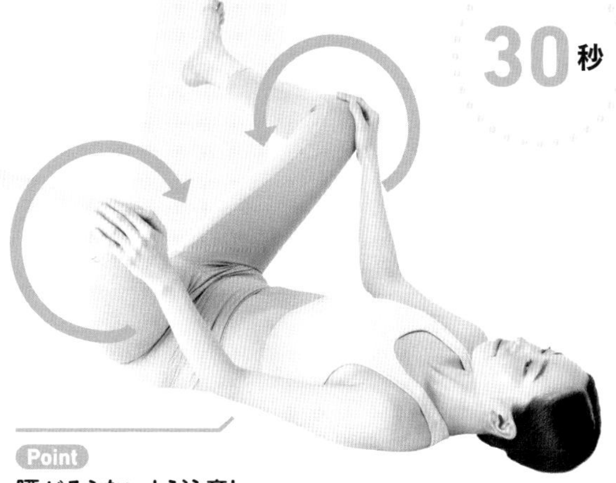

Point

腰がそらないよう注意!
おへそを床に
押しつけるイメージで
おなかに力を入れると
安定しますよ

Column 6

身近なモノでらくらくソロ整体！

脚ほぐし

テレビや動画をみながらでもできる脚ほぐし。歩きすぎたときも、座りっぱなしの日も、脚にはむくみや疲労がたまります。その日のうちに解消することを習慣にして、脱むくみ太り！

使ったのはコレ

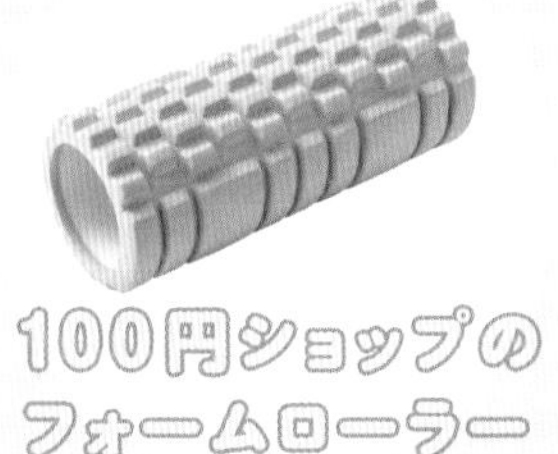

100円ショップのフォームローラー

＼動画でCheck／

How to

床に座りフォームローラーを
ふくらはぎ、もも裏の下に置いて
各10回2セット転がす。
続いて正座になり、すねの下に
ローラーを置き、10回2セット転がす

おまけのページ

ちょっとの意識で体は変わる!

生活改善メニュー

ここでは、ふだんの生活の中でできる、体の整え方を紹介します。

体には、日々の習慣の積み重ねの結果が表れます。

ですから、どんなに小さな心がけでも、ちょこちょこと継続すると、

意外と体に効いてくるのです。

できそうなことから、取り入れてみてくださいね。

立ち方

体重を足裏全体に乗せます。具体的にいうと親指の下のふくらみ（母指球）、小指の下のふくらみ（小指球）、かかとの3か所に、均等に体重が乗るようにします。そして、骨盤を正面に、肛門を下に向けます。骨盤が前傾している人は肛門がうしろに、後傾の人は前に向いています。ですから、真下に向けるとゆがみを整えられます。

上体は両肩を下げて、背中を上へ上へと伸ばすように意識します。すると、胸の位置が高くなり、おなかが引き伸ばされます。おへそを背中に近づけるイメージで引き込み、軽くおなかに力を入れましょう。

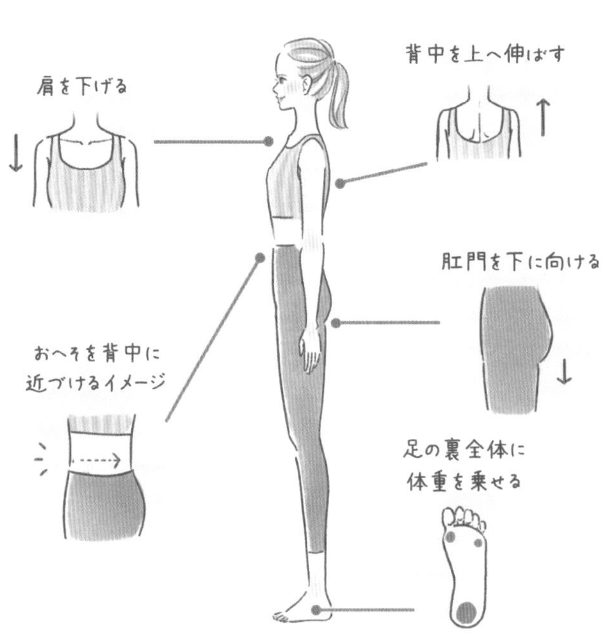

歩き方

基本の立ち方のまま、歩き出します。このとき、頭のてっぺんが天井から釣られているようなイメージを持つと、基本の立ち方をうまく保てます。

大事なのは着地です。多くの方は「着地はかかとから」と意識するあまり、一歩踏み出すたびに、瞬間的にかかとに全体重が乗ってしまっています。すると、かかとからつながる股関節や腰が大きな衝撃を受け、これらを痛める原因になります。

歩くときは、足裏の真ん中あたりで自然に着地し、つま先で地面を蹴り出しましょう。すると、脚全体をしっかり使って歩けるようになり、血行促進にもつながります。

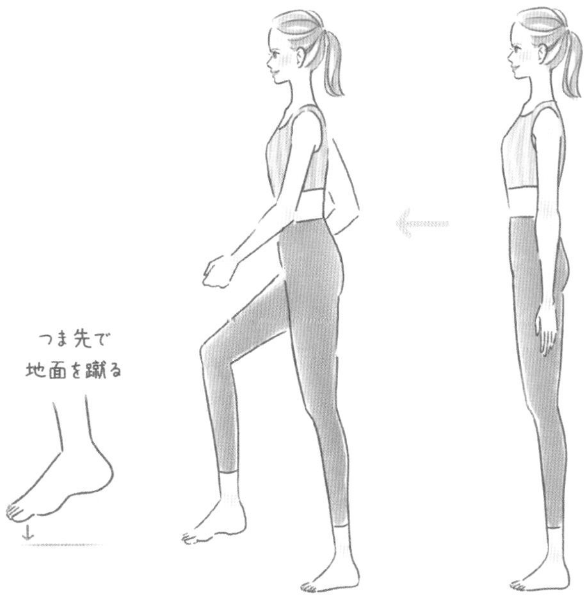

つま先で
地面を蹴る

座り方

いすに座ったとき、上体を支えているのは骨盤と体幹です。立ち方同様、骨盤を正面に、肛門を真下に向けるよう意識すること。すると、背骨を上へ上へと伸ばしやすくなります。

いちばん大事なポイントは、背もたれにもたれかからず、浅く腰かけること。背もたれに体を預けると、腰周りがこります。また、頭が前に出た猫背姿勢になり、首周りもこります。

最初はつらいかもしれませんが、よい姿勢でいる時間を少しずつでも増やしていくことが大切です。

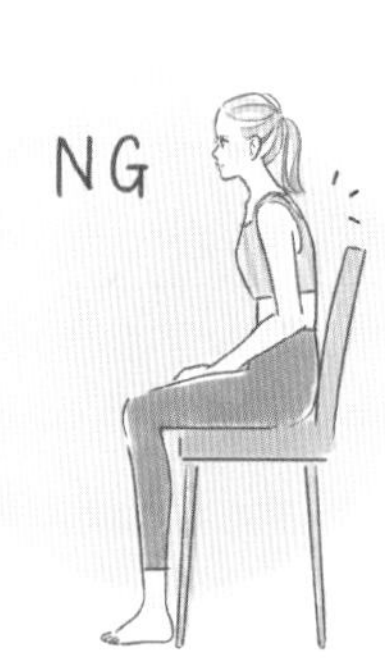

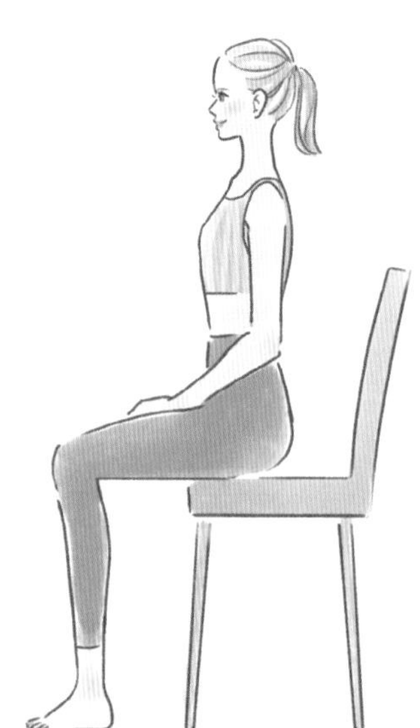

食事

よく噛まないで食べたり、テレビやスマホをみながらの「ながら食べ」習慣は、消化不良を起こします。内臓の疲れや自律神経の乱れを引き起こし、結果、内臓のコリや慢性疲労につながります。

家族団らんの食卓でも、一人で食べるときも、「よく噛んで食べる」ことを意識しましょう。これだけで消化がうながされ、内臓への負担が減ります。

1日3回の食事を1年間続ければ、1000回以上にもなります。これだけ回数があるので、食べ方を変えるだけで体は変わりますよ。

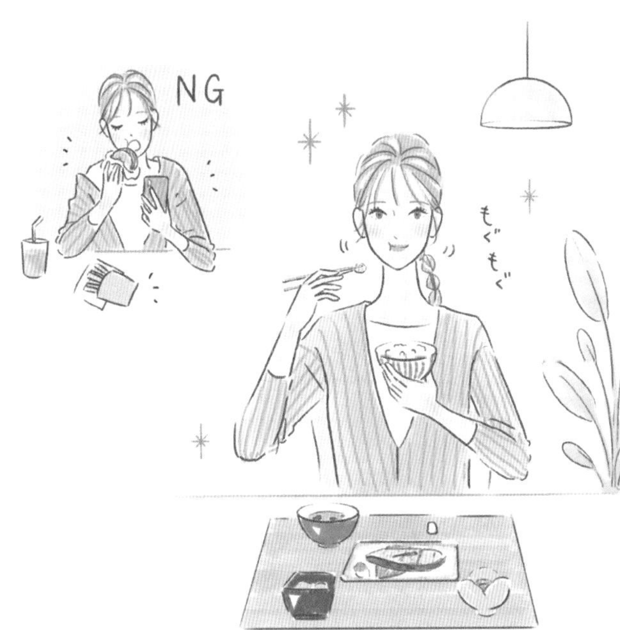

入浴

頭を洗うとき、「汚れが落ちればいい」と、ただ泡立てて洗い流すのはもったいない！　洗うついでに頭をマッサージしましょう。頭の疲れが取れて、毛根を元気にしたり、髪つやをよくしたりする効果が期待できます。

マッサージの方法は、指の腹で頭皮全体をやさしくもみほぐすだけ。耳の裏側や側頭部も忘れずに行います。また、P68のソロ整体もおすすめです。頭がふわっと軽くなります。

頭皮は「かまぼこ」くらいの柔らかさが理想的です。カチカチにこり固まっている方もマッサージでほぐれるので、ぜひ続けてみてください。

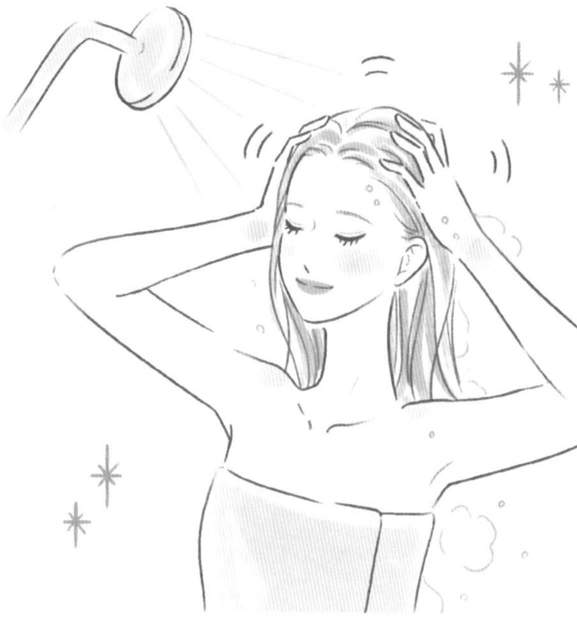

睡眠

なかなか寝つけないという方は、その日あった嫌なことを思い出したり、「どうしてあんなことをしてしまったんだろう」などと反省したりしがちです。そこで、ちょっとした儀式で、就寝前に気持ちをリセットしましょう。

方法は簡単。「今日はもうおしまい！」「今日はお疲れさまでした」「よくがんばりました！」など、自分に声掛けするだけです。すると、気持ちに区切りがついて、心穏やかに寝つけます。睡眠は、その日たまった心身の疲れを回復する唯一の方法。今日起きたことの意味を考えたり、自分をジャッジしたりせず、「今日はもうおしまい！」と宣言して、眠りにつきましょう。

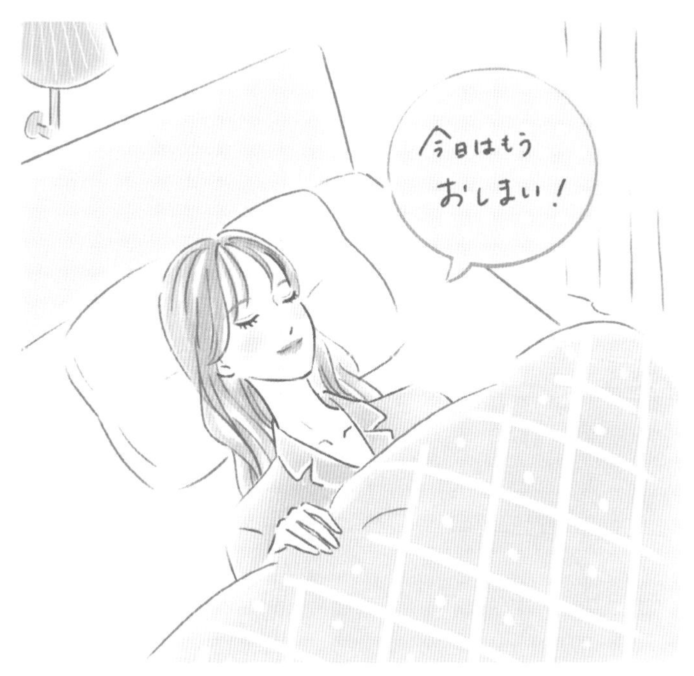

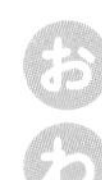
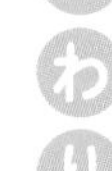
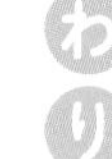

おわりに

毎日、自分でできるセルフケアこそ最高のメンテナンスです

『ソロ整体』、やってみていかがでしたか?

私はいつもお客さまに、「ふだんの自分のお手入れがとても大事ですよ」と伝えています。月1回の施術よりも、毎日どこか1か所でもいいので、自分で自分をケアしてあげる。私はそれが、最高のメンテナンス法だと思っています。

たとえば、車は車検に出すだけでなく、日々、車内をきれいに整えたり、メンテナンスしたりすることで、長持ちします。逆に、乗りっぱなしにしたり、雑に扱ったりすれば、すぐに故障してしまいますよね。人の体も同じです。毎日のちょっとしたケアの積み重ねが、将来、大きな差となって体に表れるのです。

とはいえ、家庭や仕事、子育てもあったりすると、自分のための時間を捻出するのは、なかなか大変です。ですから、つねづね、手軽に自分で自分をケアできる方法があったらいいのにな、と考えていました。

こうして『ソロ整体』が誕生し、多くの方に知っていただけたことで、思い描いていた理想的な健康のカタチに、少し近づけたと感じています。この本を作りながらも、困っている、悩んでいる人のお役に立ちたいという想いがますます強くなりました。

たくさんの人が、健康で、美しく、そして幸せにあり続けるためにできるケアを、これからも作り続けていきたいと思っています。

最後まで読んでいただき、本当にありがとうございました。

あらい　みか

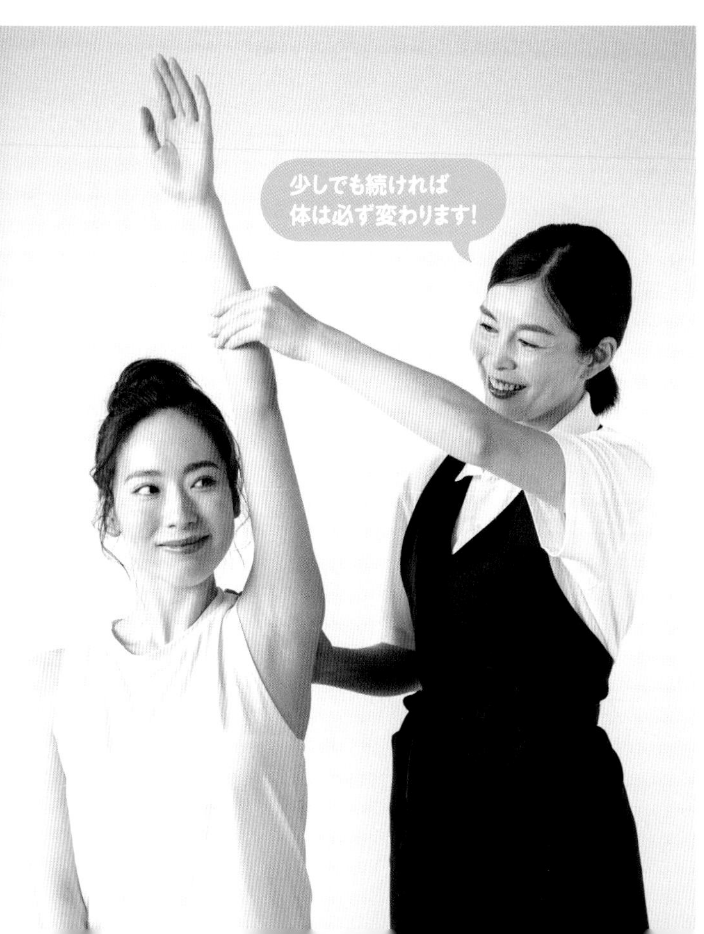

著者

あらい みか

熊本県にある完全予約制のリラクゼーションサロン「Therapy Room Joy & Love」代表。整体師、リフレクソロジスト、スポーツインストラクター、心理カウンセラー。20代から、心・体・精神と全体的な健康を目指すホリスティック医学の観点に立ち、さまざまな療法を学ぶ。2020年6月、TikTokを開設。おうち時間を支援するために毎日配信した動画がヒットし、5か月で「整体」「エクササイズ」の2部門で注目度ランキング1位を達成した。関連動画の再生回数は7,000万回を超える。動画サイトおよびSNS「みかサロン」のフォロワー数は約25万人(2023年3月時点)。

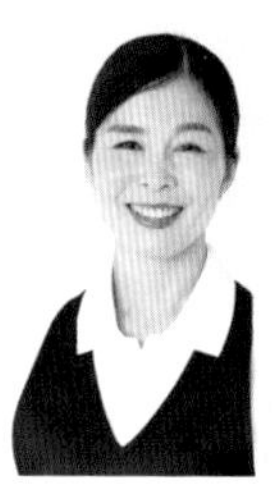

「みかサロン」
TikTok

「みかサロン」
Instagram

Therapy Room
Joy & Love

おうちでたった30秒
みかサロン流 ソロ整体

著 者 あらい みか
発行者 高橋秀雄
発行所 **株式会社 高橋書店**
〒170-6014 東京都豊島区東池袋3-1-1 サンシャイン60 14階
電話 03-5957-7103

ISBN978-4-471-03264-7

本書の内容についてのご質問は「書名、質問事項(ページ、内容)、お客様のご連絡先」を明記のうえ、郵送、FAX、ホームページお問い合わせフォームから小社へお送りください。
回答にはお時間をいただく場合がございます。また、電話によるお問い合わせ、本書の内容を超えたご質問にはお答えできませんので、ご了承ください。本書に関する正誤等の情報は、小社ホームページもご参照ください。

【内容についての問い合わせ先】
書 面 〒170-6014 東京都豊島区東池袋3-1-1 サンシャイン60 14階 高橋書店編集部
F A X 03-5957-7079
メール 小社ホームページお問い合わせフォームから (https://www.takahashishoten.co.jp/)

【不良品についての問い合わせ先】
ページの順序間違い・抜けなど物理的欠陥がございましたら、電話03-5957-7076へお問い合わせください。
ただし、古書店等で購入・入手された商品の交換には一切応じられません。